U0076392

樂活護理人

慈濟護理人文二十五年

經典

推薦序

志為護理，有愛天地寬

釋證嚴

八大福田中，看病功德為第一；能即時拔除病患苦痛，並給予快樂的功德最大。護理人員有如白衣大士；在佛教裡，白衣大士就是聞聲救苦，即時解難的觀世音菩薩。護理人員懷抱觀世音菩薩的悲心，不嫌膿瘡、不避臭穢、不計時間地為病患付出，這種脫俗超越的精神，令人尊敬令人愛。志為護理，是一種至高無上的價值。

二十五年來，花蓮慈院能由一座社區醫院，提升到區域醫院，現在已是一座醫學中心；固然有視病如親的大醫王守護病患生命，提供病患第一線專業照顧的護理人員更是功不可沒。

現今，各大醫院都面臨護士荒；花蓮慈濟醫院啟業時，也面臨護理人力不足的窘境。為培養饒富愛心的專業護理人才，另為解決東部少女就業的問題，決定創設護專。二十二年前，慈濟護專創校開學，招收一百零七位護理專科生。改制後的技術學院，在今年技專院校評鑑中，包括各所、系科與行政類，是唯一全部獲得一等肯定的學校，護理系且是優先通過。目前，東部各醫療院所，百分之三十的護理人力都來自慈濟。歲月悠悠彈指過，五專部第一屆畢業生，有的已在花蓮慈院擔任督導了。

很感恩在慈濟醫療體系服務的護理人員，都是富有使命感的白衣菩薩，能夠苦病人之苦，心疼家屬的心疼；雖在妙齡，卻比一般女孩更了解生老病死。生命既是如此的不圓滿，在與病患交會的剎那，她（他）們願意多付出一分細微周至的關懷，冀能減輕病患些微的痛苦，也與病患及家屬多結一分深刻的好緣。

看到關山慈院的護理同仁將年長的病患當成自己的長輩，知道阿公使用的氧氣製造機一時無法運作，阿嬤趕來急診室求援，想到鄉下地方，阿嬤往返醫院多有不便，更別說將機器拎來醫院了。儘管上完大夜班已經很疲累了，仍然陪同阿嬤回家，想辦法解決他們的難題。

臺中慈院的護理師，發現一位自行搭接駁車來醫院洗腎的伯伯，領好慢性病的藥卻忘了帶回去。擔心伯伯沒了藥身體會出狀況，主動在下班後自行開車繞到伯伯家送藥。

護理人員雖有專業的醫護知識，一旦病來磨時，同樣歷經掙扎與恐懼。臺北慈院外科加護病房的護理師，把在加護病房服務的七百多個日子，視為人生最快樂、最踏實、最富足的一段生活。擔心失去照顧病人的能力，一直抗拒洗腎。最後是在醫師保證可以繼續留在加護病房工作後，方才答應洗腎。她的執著，令人心疼；她為病患付出的熱情，卻又令人尊敬動容。

遠在東陲的玉里、關山慈院，麻雀雖小，五臟俱全，內、外、骨、婦、神經外科一樣不缺，每位護理同仁都練就出一身本事。跟門診外，流感疫苗施打時清晨五點半就要出發，加護病房會客時兼做社服人員，還有每週例行的居家關懷，夜間值護協助生產也是屢見不鮮。遇到重大傷患湧進急診室，必須搶在第一時間作緊急處置及檢查治療。若要轉送花蓮慈院，有時還得擔任隨車護士，每分鐘都在與時間賽跑，果真是「千處祈求千處現，苦海常作渡人舟」啊！

經上說：「觀身不淨」，不淨物常自身體的九孔中流洩出來，重病患者無法自行處理，必須仰賴富有愛心耐心的護理人員協助清理。這群白衣菩薩每天面對羸弱不堪的病患把屎把尿，有時被病患噴得一身都是穢物，卻都無怨言。更遑論急診護理同仁在為病患扎針時，可能得面對不可預知的風險。

還記得SARS期間，作為醫學中心的花蓮慈院必須擔負起防疫的重要任務，收治疑似SARS的病患；護理同仁也必須收拾細軟，進入隔離病房照顧病患。儘管她們心中也很害怕，基於護理的天職，又必須以「雖千萬人吾往矣」的精神，勇敢以赴。

偉哉！白衣菩薩們，用媽媽的愛心和菩薩的智慧克服恐懼，把護理的使命推升到極致，都讓人讚嘆與感佩！

護理工作是二十四小時不停歇，照顧病患及家屬的身心靈，是患者的知心人，也是醫療的輔助者。一位醫師的背後一定有一群默默奉獻的白衣大士。感恩所有護理同仁把付出當成幸福，只要看到病人的笑容，就是她（他）們最大的報償了。這不就是醫療人文的典範嗎？但願所有白衣菩薩都能恆持那分初發心，堅守崗位，為拔除、膚慰病人苦痛，繼續燃燒生命的熱情。

推薦序

護理典範

慈濟基金會副總執行長　林碧玉

清晨梵唄聲，聲聲悠揚「將此深心奉塵剎、是則名為報佛恩……」，句句莊嚴虔誠發人深省猶在耳際，不即就見到花蓮慈院護理部章主任等一群白衣大士，陪伴八十八歲的智惠護理長，因申請退休要返回臺北，一起至靜思精舍向證嚴上人告假。

望著將近九十歲的她，挺直腰桿恭敬地頂禮，感恩上人二十五年來的關懷照顧，讓她得以創造了老而有用的生命第二春，看她自傲地拉拉潔白的護士服說：「從十八歲開始，就穿這一件護士服至今，這一件衣服，依然是生命中的最愛，想到自己可以終生照顧病患從無怨尤……」緊接著眼眶泛紅說：「很不捨要離開朝夕相處的孩子們，要回臺北……」將近七十年的護士生涯，依然樂此不疲，是什麼樣的力量支持她？尤其她再提及外科醫師會到供應中心，一見面就熱情擁抱著她，述說心情故事點滴時，她的臉上綻放著被需要的光彩，一時同沾喜悅氣氛瀰漫在精舍的會客室裡。

而好久不見的護理同仁們一一向上人報告近況。想到二十餘年前，第一次見面時，她們個個猶帶童稚且因不安略嫌羞澀的神情，如今幾乎多為人母，既要照顧家庭，又要照顧病患，更甚者要照顧後起的護理學弟妹們，雖身兼多重重責不嫌勞苦，團隊和樂共同承擔苦樂。仔細聆聽她們的言語，歲月累積無數經驗，自信、自愛、利他在血液中循環，卻看不出歲月刻印在她們臉上的痕跡，反而型塑出憫苦眾生的菩薩慈悲臉龐。

不由憶起，偶與國外護理學者專家見面，他們分享並流露出羨慕慈院，提供真正從病患出發的護理環境，讓護理可以不受外在因素影響，而可安心照顧病患。他們謙虛反應原擬來授業，豈知竟是從這一些年輕護理人員身上學到更多；尤其是慈院護理同仁「甘願做」的樸實態度，如磁鐵般的吸引著學者專家們，發出聲聲讚嘆：慈濟護理真美啊！

慈濟醫療從臺灣東部肇始，篳路藍縷匆匆歷經二十五年，憶當年延聘護理的艱困，以及證嚴上人為降低原民少女淪入聲色場所之險境，創辦了慈濟護專培育優秀護理人員等歷程，一路走來雖倍嘗艱辛，但從醫院啟用的第一天，證嚴上人就開示：「我們應尊敬護理人員如白衣大士！」因有上人的教導，如今六家醫院護理一脈傳承慈悲法髓。有為了讓病患家屬喘息，放棄休假當居家志工；有陪伴癌症末期病患及家屬，自己如病患親人般無法走出悲傷；有因居家護理被狗追著跑的驚恐；甚至被家屬無理的暴力相向，依然堅守崗位。想到夜深人靜依然穿梭在病房的他們，加護病房呼吸器的聲音誰又聽得最真切？獨居病患嚥下最後一口氣陪伴在側，輕聲呼喚乘願再來的真誠，是什麼力量促動他們無怨悔啊？

又想到在上海、北京等醫院主管拜會曾培訓其護理人員的慈院，主管們對於受訓後的她們，脫胎換骨般成為醫院和諧的主流，更是病患心目中的褓母，那一分感恩感動，真是與有榮焉！

慈濟醫療護理二十五年，旁觀同仁們從為謀生活而工作，陪伴他們為病患喜樂憂傷的心情點滴，轉而為「理想」而學習，為使命而工作，從護理工作到「志為護理」的目標，從開拓白衣妙法到傳承慈悲法髓，真美！原來支撐她們挺直腰桿，不捨塵剎病苦的泉源，是來自傳承靜思法髓妙法之使命！護理典範真美啊！

推薦序

幸福樂活在慈濟

慈濟醫療志業執行長
林俊龍

從事醫療行業，每天與病患家屬相處，是一項非常高尚、純潔且神聖的工作。醫療不僅能解除病患的痛苦，延長生命；最重要的是醫事人員在執業過程中所傳遞的每一分關懷與愛心。相對於現今醫療技術的進步，昂貴的精密機器取代了人與人之間的接觸，經常讓人忘記了醫療的本質就是要親詢探問、親手服務。這正凸顯了第一線護理同仁對病患給予關懷與愛心的可貴，護理真心真情的服務呈現，決定了護理照護與服務品質的優異與否。

慈濟護理人文，含藏在慈濟醫療人文之中，每每不經意從護理同仁的工作過程中感受到。十多年前的大林慈院，剛啟業沒多久就滿床，病人不相信這麼大一間醫院居然會滿床，抱怨不已，我們只好趕緊增聘護理人員，加開病床。還記得早上新病房才剛開放，下午四點多就接到當班護理長雪莉的電話：「院長，病房滿床了，但是藥單系統當機跳不出藥單。」護理同仁都知道，一天收幾位新病人就夠忙碌了，那天竟然半天湧入四十七位新病人。趕到病房，才發現討論室裡好幾位護理同仁累癱坐在地上，哭成一團。原來盡責的他們，沒空吃午飯也沒吃晚飯，等到忙完後才「有空」崩潰。我和林媽媽趕緊拜託志工送來熱騰騰的水餃。這是護理的至情至性，永遠把病人的需求放在第一，而經常忘了自己。慈濟六院護理皆是如此寫下笑淚並存、攜手打拚的動人故事。

慈濟稱「護理同仁」為聞聲救苦之「白衣大士」，白衣大士在傳遞關懷與愛的過程中，因為理解護理工作本質，從不言辛苦而是說「幸福」。從配合醫囑提供照護、打針給藥，到觀察病人生理變化立即回報；還要安撫家屬，排解憂傷、焦慮等種種情緒，甚至要從中調解家族成員間的衝突心結。許多關心都出於主動自發，著實不易。

就如相隔七年的二對菲律賓連體雙胞胎，都在花蓮慈院護理團隊與志工照顧呵護下，成功接受分割手術。在漫長住院期間，小兒科病房的護理師扮演如護理「乾媽」的角色。下班後，換了便服，還會留下來協助忙不過來的媽媽照顧雙胞胎，或外出為小姊妹購衣添物。等到雙胞胎可以健康出院返回菲律賓時，這群將小姊妹視如己出的護理同仁更是依依不捨，以淚相送。

六家慈濟醫院所營造的護理工作環境與平臺，就是讓慈濟護理人能在提供溫馨、親切的護理照顧之中，得到助人的喜悅。而唯有體悟「施比受更有福」的理念，才能永續承擔護理工作。

欣逢慈濟醫療志業二十五周年，本書結集了許多護理故事與大家分享。感恩歷年來所有白衣大士的付出，也希望能提供給護理界以及將來想從事護理照護者參考。祝福大家身體健康！樂活！自在！

推薦序

志為護理耀榮光

慈濟基金會教育志業發展處高級專員　張芙美

本書記錄的是慈濟志業護理人、事、物發展過程的成長足跡與典範。由慈濟醫療與教育志業護理同仁親自執筆，集結二十五年來慈濟護理人從課室、臨床、延伸到社區與病人家屬互動的精采故事；展現真實護病實務中，以人為本的服務宗旨，以憐憫心和真誠膚慰為照護素養；實踐以感恩、尊重、愛為信念、為態度、為行為、更內化為日常待人接物的好習慣，是高貴有禮的白衣大士典範；欣喜有緣神會慈濟人文之美善。

護理是一種提供健康照護的專業，所關心的是人類的健康問題，並盡己所能地用心協助需要者促進健康、維持健康、恢復健康和適應身體缺陷。好的護理就是提供病人適度的關懷，以及做好對病人有益的事，避免病人遭受傷害。對於更多慈濟護理家人們，視病猶親的付出、堅毅投入工作崗位、無私的默默耕耘與奉獻、志業間團隊的相互支援與勉勵，協力引領護理專業的前進，用心維護照護品質，使能年年在醫護學界，創造出亮麗的機構聲譽和服務佳績，內心著實深受感動。

回顧釋證嚴上人創辦慈濟護專，後改制慈濟技術學院時，一心想辦好最優質的護理教育，長期濟助經濟弱勢少女修習護理專長，培育常持聞聲救苦、慈懷柔腸特質的白衣大士，且能熱心公益、服務社會的有用人才。如今綜觀本書各篇作者所述，見證上人的辦學目標應已實現。然慈濟宗門所立志業，乃億萬年大業，慈濟人文美德也需要傳承。願慈濟護理人切記，要日日趕上時代，要時時超越自我，要厲行慈濟人文美德，要弘揚慈濟四大志業八大法門，要實踐慈濟志工真善美精神，共勉之。

本書的出版對於在職中的護理人員和求學中的護理學生，肯定有正面的激勵與學習效益，因為在慈濟大家庭，處處有溫馨的幫助與祝福！當社會大眾讀到這本書，知道生病的時候，只要找到花蓮、玉里、關山、大林、臺北或臺中慈濟醫院，就會獲得及時的聯合照顧，那是何等令人放心和安心的健康保證。

＊作者曾任慈濟大學副校長、慈濟技術學院校長。

目次

二、醫護感恩協力行

六、慈柔白衣心

後記

一、溫馨護病情

護理照護，是一場與生命的巧遇。
有時，會與某些有緣的病患互動加深，
那真摯的情感交流、心靈交會、相依信任，
漸漸轉化為持續工作熱情的動力來源。

感受溫暖心意

臺中慈濟醫院神經內外科病房護理長 謝珮琪

經過一夜的忙碌，揉揉疲憊的眼睛，正準備換衣服回家，身後傳來：「護理長！護理長！」的叫聲，映入眼簾的是一張充滿笑容的臉，我的腦筋開始運轉，搜尋著任何與這張臉相符的任何線索，記憶之門帕啦帕啦地轉，叮咚！終於想到了！還沒開口，又是一陣搶白：「護理長，您在這裡喔！還認得我嗎？很高興可以遇見妳耶！」她是一位進行化學治療阿婆的媳婦，沒想到她還會記得我，因為當時照護的時間並不長，只有二天。

留意小細節　孝媳感恩銘心

猶記得剛報到時，我這個新來的值班護理長，為了瞭解流程，到病房去支援照護病人，從來都沒有執行化療經驗的我，笨拙生疏的動作很容易就被阿婆及她的媳婦看穿，當時就是這位媳婦主動告訴我，她們已經進行二十幾次化療了，要我別緊張。

抱著戰戰兢兢的心情，終於將整個流程執行完畢，大鬆一口氣時，只見她不斷地道謝，因為輸注大量點滴後，阿婆會不停地上廁所排尿，若化療結束的時間過晚，則休息睡眠的時間就會受到影響，這也是每次化療結束後，阿婆最大的困擾。阿婆的媳婦因為我準時結束，讓阿婆的午休得以順利，對於我只是一些照護過程的小細節，她卻特地向我道謝。

照護期間，與媳婦的互動過程中，得知她是一位老師，每次都會請假陪同婆婆進行治療。住院時，我曾問過她不覺得辛苦嗎？她回答：「雖然每次都得請假，但最辛苦的是我婆婆，她很堅強，面對一次又一次的化療，從來都沒喊過辛苦，而且每次都有妳們的幫忙，我只要過來陪她就好了，這是媳婦應該做的事，沒什麼辛不辛苦的啦！」這位媳婦老師實在令我印象深刻，而且她們隔天出院時，還特地向我告別。

病人心意暖　重溫護理初衷

當她再度出現在我面前，雖然驚訝但很高興，我回答：「當然記得呀！阿婆不是最後一次化療做完了嗎？目前身體狀況怎麼樣？來門診追蹤檢查嗎？」媳婦仍然笑容可掬地說：「護理長，化療的效果好像不太好，所以現在來看門診，我婆婆的精神還不錯啦！」「阿婆的心情一定不好吧？」應著我的話，她回說：「沒辦法呀，遇到事情就要解決，我和婆婆的想法是一樣的，盡力就好！」說罷，隨即拉著我去看阿婆。

看到我，阿婆拉著我的手，親切地用臺語說：「護理長，又看到妳！住院的時候，謝謝妳啦！妳今天上夜班，很辛苦吧！趕快回去睡覺！」看著阿婆面帶笑容，靦腆地道謝，內心不由得一陣感動；阿婆住院時，我只是盡本分幫忙順利的把化學療程做完，但她和媳婦卻一直放在心上。

進行二十多次化學治療的阿婆，終究抵擋不住癌細胞的大舉入侵，可想而知不管是她或者是她的媳婦、家人，一定感到失落又沮喪。這樣的心情底下，她仍然對當初住院時護理人員的付出心存感念，同樣的情形若發生在你我的身上，只怕是心緒都陷在憂傷的情境中，無法自拔，哪還有心情理會他人呢？更別說是抱著感恩的心了！

相形之下，不禁覺得汗顏。從事護理工作也有一段時間，諸如此類的小故事，一直在工作的周圍上演，病人每次帶來的感動，有時是心酸的、有時是痛苦的、有時是無奈的、有時是遺憾的、有時是喜悅的，五味雜陳的感覺，細細咀嚼與品嚐後，都會讓人蛻變成長。

護理工作繁忙，往往讓我們忽略病人感恩背後，其實有很多溫暖的心意，這份心意，當工作累了，它會給你安慰幫你打氣，工作膩了，它會幫助我們找回護理的初衷。護理大道上，讓我們一起加油！

交換日記

臺北慈濟醫院血液腫瘤科病房護理師　江怡葳

在血液腫瘤科病房，總會看到病人對於未來的茫然及面對疾病的不安，真想為他們盡一分心力，所以在二〇〇九年十月，我們六位護理同仁成立了「心願小組」，秉持著「微笑、幸福、守護、心願」的理想，要完成病人及家屬的託付。

想幫同齡病人圓心願

對阿豪印象深刻的原因是他跟我年紀差不多。阿豪是因骨肉瘤合併肺轉移住院，經過多次化療，飽受副作用帶來的苦楚，更因肝功能異常使治療斷斷續續，但他仍堅強面對。

從他身上可以感受到體貼善良的心，即使疾病使他疼痛難耐，卻仍會關心家人和照顧病人的我們，而他是整個病房裡年紀最輕的病人，卻已經提早面臨病痛折磨，與生死拔河的人生階段。

我們看得出他表面堅強但內心脆弱，令人心疼及不捨，所以心願小組想替他完成心願。在小組組長喬榕學姊的鼓勵下，我向他提問最想完成的心願時，他說，心中有許多夢想，卻未曾讓人了解。

在他知道自己將截肢時，心情久久無法釋懷，笑容漸漸消失。因此我們在他即將進行左腳腫瘤截肢手術的當天，給了他一本交換日記；我在交換日記上寫著幫他加油打氣的話語和插圖，也給他一本日記，希望他願意把感覺寫下來，再小的事也很重要。真希望這樣能增強他對未來的信心，重新找回笑容。

只是截肢還是帶給阿豪不小的打擊，好一陣子，他怨天尤人，沒有自信，不與朋友聯絡，回家後也足不出戶。

終於打開心門

我們交換日記後第二次見面，是他截肢術後續作第五次化療。他的心情稍微開朗了，但活動時候會呼吸不舒服，經過檢查，又多了心臟功能變差的健康問題，但是對生活暫時不會有影響，所以他開始願意聊自己在家裡的生活。

我們之前鼓勵他在家休息的時候多看書，多和朋友聯絡，沒想到他這次返院，交換日記裡真的有寫到幾位知心朋友知道病情後，會打電話給他，不定時地關心他，他也感受到身旁的人，包括我們，對他的真誠付出。他打開心門了，真是一大進步，我們也鼓勵他再加油，跨出更多事情的第一步。

誰知第六次化療開始，阿豪的病情出現轉變，治療被迫停止。他知道化療藥物沒有產生預期的效果，卻不太清楚是肺部轉移。住院幾天後便返家休息，我們沒機會在他回家前與他說說話。但是知道他會隨身帶著交換日記，寫好準備交還給我們，真是令人感動，可見他很重視這本交換日記的意義。

來不及實現的遺憾

三月中旬，他再嘗試接受化療，但剛入院便開始發燒、呼吸會喘，從沒這樣難受的他，顯得有點焦慮，一直期盼可以完成治療卻仍等不到最佳時機。

我頭一次聽到他說：「也許這次住院要住很久了。」疼痛仍然是他最無法忍受的痛苦，雖然止痛劑量一直增加，卻無法讓他感到舒適，只能斷斷續續提筆寫著日記本。他在日記本上從未提起自己最想做的事，也未曾寫下自己想對家人說的話。不過，我們還是看到他會叫媽媽晚上回家休息，其實他是關心家人的。

沒想到，當他終於在日記本裡寫出想做的事情後，卻是過世的前一個晚上，也是我最後照顧他的日子。上大夜班的我，正為他的呼吸急喘而忙碌處置，卻不知這是最後一次對話和相處。隔日他便因病情變化而離開了我們。

他等待我們幫他完成心願，卻不怎麼表達自己，對我們是一件小小的遺憾。心願小組希望已經解脫病痛的他，臉上能有真正快樂的笑容。

飛舞愛和夢想的翅膀

臺北慈濟醫院護理部督導　余珮蓉

臺北慈院外科加護病房的護士美玲，得年二十八歲。在二十六歲時發現罹患子宮頸癌，開始接受治療。二〇〇九年初情況惡化，她不放棄希望抗癌，過世前一天，院內同事和親人朋友還為她舉辦生前告別式。美玲雖然已經翩然遠去，但卻留下永恆的美麗倩影與對護理的熱情，同事陪伴她抗癌的過程中，在難捨需捨的情感割捨下，更看到美玲對愛與理想的堅持。經歷這段面對自我恐懼與勇氣的轉變過程，大家深刻體會珍視自己與身邊的夥伴最重要，要熱愛生命與志業，才能堅持理想，也才能替美玲這位好夥伴、也為自己完成人生接下來的使命。

美玲走了，在二〇〇九年九月十八日離開了我們。

美玲是個善良、體貼、溫柔的女孩，生病後非常努力接受治療，從不對任何人說苦、說痛。兩個半月前的那次住院，美玲因癌細胞已轉移到肺、骨骼及腦，意識一度不清，主治醫師在說明病情後，請家人簽DNR（不施行心肺復甦術）同意書。

腫瘤不留情　安寧病房盼奇蹟

最後一次住院，是美玲的媽媽主動提出協助轉安寧病房。在安寧病房的第一週，她精神變得很好，幾乎在我每天去探視的時間裡都清醒著，可以笑著跟我聊個五到十句。

當時我們很擔心，想知道美玲是否有心願要完成，但見她始終積極的參與治療，沒有人忍心開口，媽媽也只能有限地問到她一些想法：「想在離開時穿粉紅色旗袍、及想要自己整理所有的照片，在告別式時與好友們分享一生的故事」等。她繼續努力接受治療，如同她平日照顧病患的耐心和堅持，始終抱持著一線希望，更等待著一份奇蹟出現。

自從美玲轉入安寧病房，我跟她媽媽即開始著手實現她的願望。

我至迪化街選了一塊粉紅色的棉布，她很喜歡；師傅善解地趕製了三天，領子、袖口及裙襬都繡了花邊，完全符合美玲浪漫情懷的那一面，製作完成後拿給美玲看，雖然那天她已呈現不太清醒的狀態，不過我相信那抹努力呈現出來的微笑代表的是喜歡。

哥哥知道她希望能再見到所有朋友，因此在她的部落格留言，在美玲精神變好的一週，她的同學、朋友從臺中、高雄，四面八方而來，每個人都給她打氣加油。

願當小石小螺絲　用善解心看世界

至於與好友們分享一生故事的心願，因為生病後期美玲已沒有體力整理，也因為她家人對我的信任，這個重任就由我接手了。

剛開始不知如何著手，在讀完了她從二〇〇五年到二〇〇九年名為「折翼的天使」的網誌後，心中充滿著感動和哀傷，「只要你在每個角色裡都盡心盡力，我們都會是那最棒的小螺絲釘！杯子八分滿，態度決定勝負！我一直這樣的提醒我自己……」、「晚上醒來發現媽媽不在，原來她去買東西，一向都是我載她去幫她提東西的……有媽的孩子像個寶，家人都很愛我，我真的很幸福！要好好照顧自己、不讓他們擔心。」「雖然有些照片拍的不怎麼好看，但都是最真實的自己。……也許這就是成長的喜悅與無奈。但還是感謝那曾出現在照片裡的人事物，因為你們，使我的青春歲月更加珍貴……」。每一段文字，都讓我再度看到真實生活裡，善解、體貼、助人、有理想、充滿愛的美玲，最後我把她在部落格抒發的心情搭配照片及她最愛的一首歌〈你的肩膀〉，分為：「Sunny美玲」、「親愛的家人」、「知心好友」、「護理——我的夢想」和「折翼的天使」五段。

美玲讓人最感動的部分，在「護理——我的夢想」中娓娓道來，注定了美玲這一生與慈濟、與我及臺北慈院外科加護病房姐妹們還有懿德爸媽的緣分。

「有一天照顧的阿公難過自己出院後又得被送去養老院而在哭泣，同事也因為不捨而流淚……結果志工師姐在一旁給了同事一個溫暖的擁抱……那是多麼美麗的畫面……這一堂護理倫理課，我很用心在聽，慈心悲願，拔苦予樂，人生無常，把握當下。」

「職業、志業、使命感，醫療環境是一個很好的修道場，我們每天都在修這個道，積福田，還要『忍辱』，是的，忍辱……和病人生什麼氣呢？……感恩上人給我的智慧。」

被愛環繞含笑而逝

美玲在清醒時曾表示：「一個人到未知的另一個世界，心中充滿害怕……」，我和雁寒媽（外科加護病房的懿德媽媽）在每一次的探視時，不斷地給她打氣，告訴她心念佛號，眼觀觀世音菩薩就不怕了……直到美玲呈現喟嘆式呼吸（air hunger）的現象，表示來日無多，在護理長的建議下，決定在隔天下午幫美玲舉辦生前告別式，為的是讓美玲與親人、同學、同事、以及好友們，一起感受她正向、陽光的一生，希望她帶著這一世的熱誠，不懼怕地走向另一個世界。

當天，美玲畫了淡妝，穿著莊嚴的粉紅色旗袍，所有人用淚水表達了對美玲的愛、不捨與祝福，也圍繞在病床邊代替美玲向黃爸爸、黃媽媽敬禮道謝，謝謝他們讓我們有機會認識美玲。隔天傍晚，美玲在所有人的陪伴下，安詳地走了。在慈濟師伯及師姑陪伴助念八小時後，美玲帶著微笑與大家見最後一面……我的心安了。「所有認識及不認識，關心我的你們，仍然要再說聲感謝，有妳們真好！」想起美玲寫下的這段文字，想像美玲說起這句話的表情和語調，她是隨著菩薩而去，一定是的。

堅持理想　處處灑愛

陪美玲走完人生最後一段歷程，我的思緒回到了六年前走進臺北慈院外科加護病房就任護理長的那一刻。開始的那段日子雖然是最辛苦的，但與當時的姊妹們，從十二床擴增到三十床，經歷了充滿理想、挫折、衝突、甚至萌生退轉念頭到堅持到底，是一輩子都會刻印在心頭的記憶，而美玲就是這其中的一員。

記得美玲初到外科加護病房報到時，我曾問她為什麼選擇慈濟醫院為護理生涯的第一份工作，她回答說：「哥哥因為慈濟而重生，所以我要到慈濟來回饋，來感恩，要把慈濟人為哥哥付出的情懷，與精神付出給病人……」那時，我已知道，美玲會是一位好護士，她也的確一直是個專業優秀的護理人員。她不只把真情流露在工作裡，更是把愛呈現在志業上，放假時也跟著醫院參加真光教養院的關懷及偏遠地區的義診。美玲就是這麼一位堅持理想，付諸行動，揮灑大愛的女孩。

始終不忘護理　永遠與夢想共舞

再回想二〇〇七年十一月美玲初生病時，她的身體症狀越來越明顯，在體力已無法負荷日常工作的情形下，才告訴我她的狀況，那時她已在住家附近的診所診斷為第四期癌症，我心中充滿著不忍與憐愛，但身為單位主管，我其實有點不知所措，仍須強打起精神，像個大姊姊般鎮定地陪伴她面對突如其來的重大打擊，一起討論治療方向。

住院後，當所有的檢查結果彙整出來，美玲及家人決定先接受手術，再繼續化學及放射療法，那段時間，外科加護病房的夥伴們展現姊妹情深的牽繫，手術前一天，在病房裡為美玲祈福、募款，術後輪流到病床邊陪伴，懿德爸媽持續送有機營養品到家中給她，經過了六個月的休養，美玲再度回到她摯愛的慈濟醫院。日誌裡寫下：「即將要回歸醫院了，曾經以為再也回不去護理而在內心惋惜……如今我能朝原先的目標邁進。真的……很開心，希望往後無論遇到什麼挫折，我都能有勇氣去面對，也期許自己，記得最初的熱誠，不被現實給迷失，往後的日子要更用心去度過……」護理部主管基於對她的疼愛，關心她體力所能負荷的程度，將她轉到門診繼續她熱愛的護理工作，直到她最後一次住院，她一直帶著慈濟人與護理人的身份，始終與她的夢想共舞著。

伴病歷程千頭萬緒　痛過更懂勇敢承擔

從美玲生病到往生的這一年十個月，在陪伴她的過程，我的心情因著她病情變化而起伏，也隨之有不同的體會與學習，第一次經歷猶如親人的夥伴面對病痛與死亡，是一項煎熬的考驗，這過程我要深深地感謝外科加護病房的懿德媽媽——雁寒媽，她總是在我徬徨無助時伸出援手，總是在我舉棋不定時讓我求救，給我最中肯的建議。六年來，雁寒媽始終以上人的精神給我啟示與方向，讓我能以更柔軟的態度，更堅定的心意度過種種難關，因為有雁寒媽的陪伴和指導，我在臺北慈濟醫院有著豐富的心靈，也更圓滿承擔與完成肩上的責任。

珍惜自己　迎向夢想

最後，我要跟臺北慈院外科加護病房一起度過那段辛苦日子的夥伴們分享，每一位都是我曾經、現在、未來都愛著的妹妹，那是一份很特殊的情感，請大家要珍惜與愛護自己的身體，也要如同美玲，把握時間，盡力地朝向心中的夢想前進，我願意像雁寒媽一樣，用如同對美玲的心一般，在任何人需要我的時候，適時出現在妳們身邊。最後，我要再一次表達對美玲的祝福，更願我們對彼此最後的承諾能夠實現。

陪在你身旁

花蓮慈濟醫學中心安寧共同照顧護理師　江青純

曾經離開過安寧病房數年，原以為沒有機會再接觸癌末病人，但因緣具足之下，我又再次成為心蓮家族的一員，擔任共同照護護理師及居家護理師的角色。平常要利用短暫的探訪來了解病人的狀況，建立關係並提供服務，進而規劃接下來的計畫，真的是一項挑戰。在這個學習照顧陪伴的過程中，有一些印象較為深刻的例子，可以跟大家分享陪伴的經驗。

走上二樓臥房，阿彬坐在床上，消瘦的他罹患鼻咽癌，晚期局部轉移。曾經擔任教練的他，壯碩不再，目前有著氣切口及胃造瘻口。

當我走進房間探訪，他仍然重複著一套動作，左手拿著小鏡子照著氣切口，右手用小剪刀從鼻孔裡拉出一坨黏液，吐一口唾液到床上的透明塑膠袋裡，再繼續用剪刀將衛生紙捲放入鼻孔裡……在一旁的印籍看護阿莫，皺著眉頭，略帶驚恐的神情，不知道該如何幫他。阿彬因為有氣切口，說話會「漏風」，於是比手畫腳加上寫字一起來討論這一個禮拜的居家狀況。阿彬太太因為工作關係常不在家，回家也是來去匆匆，雖然擔心阿彬在家的狀況，但總是無法在阿彬的身邊久待。透過手機與阿彬太太聯繫，發現她非常焦慮，不斷地詢問：「他鼻子是不是要再檢查一下？」、「要不要幫他打營養針？」、「他是不是不舒服……」等等。幾次居家訪視後，我認為已經跟太太溝通過好幾遍，但太太還是不斷提問……

護理專業支撐　家屬信任得心安

阿彬的太太因為不會陪伴而焦慮，所以把注意力都放在對病人身體的照料上，並把身體症狀的生理反應，當作是一連串的「問題」，寄望醫療人員來處理。

不同的癌症部位、不同轉移，會有不同的症狀表現，每個病人最後的身體受苦狀況不盡相同。護士對病人身體症狀的表現要很熟悉，先對家屬解釋，因為預先知道病人「大概」會有什麼生理反應，家屬心裡面會比較踏實，受到的衝擊也會減低。若病人準備要回到家裡，不像在醫院有這麼多醫護人員照顧，家屬會擔心病人的生理需要沒有獲得滿足。一旦護士能夠充分分析病人的生理變化，說明醫療團隊如何照顧病人的生理需要，不僅安慰了家屬的心，也和家屬建立更進一步的信任關係，這樣的護病關係，有助於護士引導家屬如何陪伴，而讓整個後續的照顧更為順利。

阿彬後來因腫瘤進展導致臉部嚴重淋巴水腫，呼吸困難等症狀，入住心蓮病房做症狀控制。有一天，阿彬的太太跑來找我，因為病房護士告訴他，阿彬的身體狀況變得不好了，她很緊張地說：「怎麼辦？」、「他都不能吃！」、「他怎麼一直睡？」……

接受自然過程　由衷關懷接納

當病人病況逐漸走下坡，家屬也會跟著慌張。這時護理人員可以透過簡單的比喻，譬如告訴家屬，病人正慢慢退回到小嬰兒的狀態，讓家屬瞭解這些變化不是問題，把臨終的身心變化正常化、合理化。譬如，病人不能吃，是一個自然的過程，不是照顧者或是醫護人員迫切需要去解決的問題，因為承認自然的過程，「不是」放棄病人，不願意照顧病人，而是「尊重生命」，尊重生命的變化和需要。

落實在具體的照顧上，護理人員可以告訴家屬：「不一定吃飯的時間一到，就要病人吃東西。病人想吃就吃，不想吃，可以準備一些小東西放在冰箱，當他想吃的時候，就可以隨時拿給病人。」除了回到簡單的生理基本需求之外，護理人員可以引導家屬採用更多的肢體互動來陪伴病人，就如同照顧小嬰兒一樣。因為溫柔的觸摸可以傳達關懷，肢體的接近傳達的是一種接納。適時的簡單提醒，才能夠引導家屬進入有效的臨終陪伴。

當病人的能力逐漸喪失時，如果看到「病人已經不能夠做什麼了」，家屬會很無奈；若是看到「病人還能夠做什麼」，家屬比較能積極地把握病人尚有的能力來做陪伴。當病人意識開始混亂，表示病人健康更差了，會讓家屬難過，同時不知怎麼回應病人才好。此時，護理人員可以提醒兒子：「雖然你爸爸有點不清楚，但是他還是可以聽懂你的話，你可以說一些肯定爸爸的好話，他可以瞭解……」護士協助家屬看到病人尚有的能力，才能夠進一步在還能夠做的事情上，陪伴家屬一起努力。

家屬不自主的焦慮，病人感受得到，護理人員可以依家屬的狀況提出一些建議，讓家屬來到病房之前，先做一些轉換，譬如在病房外頭靜坐五分鐘，把自己的心靜下來。因為當家屬準備得更好，那麼病人也會受到更好的照顧。護士就像家屬的鏡子，協助家屬反映出現狀，進而引導家屬往更好的方向調適。

當臨終逐漸來臨，家屬用心所形塑出來的愛和關懷的氣氛，就好比一雙手，可以把病人這個小嬰兒「捧在」手心裡面。愛、關懷和接納，正是此刻病人最需要的。臨終時刻，多數家屬把注意力放在病人的症狀，卻不知道家屬的心念轉變，塑造愛的氛圍，才是臨終陪伴的重點。護士對家屬的提醒是非常重要的，這麼一來，護士彷彿把力量交回到家屬身上。當家屬領悟到：家人不是等待醫療照顧的無助者，才可以積極地從心念的改變，成為給予病人祝福和安慰的行動者。

真誠的微笑　盡在不言中

阿雲，典型的家庭主婦，瘦弱的她身上到處是腫瘤，背著一顆比懷足月寶寶還大的肚子，她最常問我的一句話是：「懷胎十月就生了，我怎麼都生不出來？」但她還是每天都跟這堆腫瘤和平共處。到了後期，身體越來越不能操作自如，每當看到我總說：「你一定要來看我，不可以等到我打電話給你才來，你不來，我覺得很沒安全感……」我心裡清楚了她的不安全感及需要，便增加探視她的次數，也延長我陪伴她的時間；那天，病人的弟弟打給我，說她好幾天不睡覺了，現在已經吃不下東西。我到了她的身邊，她對我笑了笑，我隨即拿了張椅子坐在旁邊，握住她的手，一句話也沒說，秒針分針不停地走著，時間不知道過了多久，我發現她睡著、打呼了……

護理人員接納生命的變化，才能夠展露出真誠的微笑；護理人員理解到人性本身即具備有療癒的本質，才能夠安然地將自己的存在，呈顯在病人和家屬面前。當病人進入臨終階段，病人和家屬並不期待護理人員一直「修理問題」，而是能夠花一點時間，與他們同在一起。此時，護士的「出現」本身，就是一種安慰。護理人員的照顧行動，往往是家屬學習的範本，當家屬從護理人員身上感受到溫柔和安靜的品質，他們也能以同樣的方式照顧自己，終能被引導、學習而達到最好的臨終陪伴。

關山好所在

關山慈濟醫院專科護理師　吳淑蘋

十年多前，因緣際會由花蓮慈院轉調到關山，面對許多人「為什麼？」的疑問，其實連自己也不確定真正的理由，只是單純的認為這是個「好因緣」。

遊覽順便當志工　初訪滋味盡甘甜

知道臺東有個關山鎮是一九九九年的時候，當時我到花蓮慈院服務，接任腸胃科病房護理長。病房前一任護理長——雅慧姊（蘇雅慧）是關山慈院開院時的護理長。還記得，二〇〇〇年關山慈院開院初期，我曾帶著病房的姊妹們，從花蓮南下去找雅慧姊。事前，雅慧姊告訴大家關山有親水公園及自行車步道，而且醫院有幾臺志工師兄、師姊捐贈的腳踏車，可以帶大家騎腳踏車遊關山鎮。

當我們一行人浩浩蕩蕩到了關山慈院，大家參觀醫院後，雅慧姊對我們說：「很高興大家今天到關山來。」因為，新宿舍的傢俱剛好送到，我們一行人正好可以幫忙將床、衣櫃、書桌分配至每一間宿舍，並歸定位。當大家完成工作後，時間已近中午，雅慧姊為了感謝大家的幫忙，帶我們到鎮上的「大餐廳」吃飯——關山便當店。那一天，雖然搬傢俱有點累；但是大家一起做志工，且吃到好吃的關山米，事後想起來還是覺得很開心。

再次接觸關山，是轉任關山慈院之後了。

上人常常讚許護理人員是「白衣大士」。白衣大士「千手千眼、聞聲救苦」的精神是每一位從事護理工作的姐妹們努力的目標。在臨床工作多年，對於「聞聲救苦」並不陌生；至於「千手千眼」，一直到在關山慈院服務後才有深刻的感受。

關山慈院屬地區醫院規模，包括急診、加護病房、一般病房、手術室、門診、社區護理（居家護理及巡迴醫療）。因為醫院規模不大，人員編制有限，有時突然急診來了大量傷患或重症病患，各單位就會前去支援，有時還會擔任救護車隨車護士，護送病患轉院。醫院裡，就有幾位資深的護理同仁具備了各科護理的能力，不論是重症單位、一般病房、產科護理、門診，甚至到院外進行衛生教育（例如：國中生性教育、社區民眾健康指導與急救訓練）都能勝任。

在這樣的環境訓練下，我們除了份內工作也能隨時「補位」，除了加護病房及一般病房，也曾到產房幫忙照顧產婦，到社區做居家護理，幫社區民眾上課……這過程中我成長很多，也體悟到身為一個護理人員要能多功能、隨時轉換不同角色，真有如「千手千眼」。

淳樸小鎮　醫病窩心

這裡的病人是淳樸可愛、是真情流露的。記得曾經為一位布農族的阿嬤把頭巾綁好，她竟然當場落淚，當時以為自己手拙綁得不好，趕緊安撫她，結果阿嬤用她生澀的國語告訴我，她很感動，只是因為我幫她綁頭巾！

有些病人相處久了就像朋友或家人一樣。曾經因為忙而不小心撞到治療車，一旁的病人馬上心疼的問道：「有沒有碰傷？」走在鎮上的街道，常會遇到有人熱情的打招呼，仔細一想，原來是曾經照顧過的病人或家屬。

有一次，經過急診室，聽到以下的對話。「阿嬤！怎麼會來這裡？是不是阿公又喘起來了？」護士問道。阿嬤立即回答：「不是，是機器不會動。」原來是阿嬤家中的氧氣製造機有問題，不知該如何是好，只好到急診室求救。大夜班的同事，知道阿嬤要往返醫院不方便，更別說把機器帶到醫院，馬上安撫阿嬤：「阿嬤，我要下班了，等一下我和你回家幫你看看。」大家已在不知不覺中，將這些長者當成自己的阿公、阿嬤，遇到一些疑難雜症，義不容辭想辦法幫忙解決。

此外，有些病人有健保，但因家境清寒，無力支付部分負擔的費用，雖然院方對於這樣的病人，會給予方便（暫時欠款），但還是會有病人不願欠款而忍著病痛不來就醫。有一次，一位單親爸爸因胃出血暈倒被送入院，體力剛恢復就急著要出院，剛開始他一直以要照顧女兒為由，不願繼續住院，了解後才知道他擔心醫療費用。因為，他若住院就無法工作，沒有工作就沒有收入。他除了擔心無法溫飽，更擔心醫療費用。當我們告訴他醫療費用可以慢慢還，而且若是家境真的有困難，可以協助尋求社會資源協助。他立即表示，他還可以工作，社會資源要留給更需要的人。那位病人出院後一週，工作領了錢，馬上前來償還欠款。

這裡的鄉民社會化程度也許沒有都會地區來得高，但他們的心卻是如此真誠與善良！因緣不可思議，將我牽引到關山；淳樸民風更將我的心牢牢繫在這裡，這是個好所在！我將用感恩心，一輩子疼惜這個好所在，用尊重和大愛，守護每位鄉民的健康！

二、醫護感恩協力行

身穿白袍的醫師該怎麼定義白衣白帽的護理工作者？
是經驗豐富的學長姊？還是共同學習成長的夥伴？
人醫王們從其自身經驗出發，一字一字，
描繪出心目中不可或缺的白衣天使形象，
並表達由衷的肯定與敬意……

知遇白衣天使

花蓮慈濟醫學中心品管中心主任　李毅

從小我就害怕護士！

每當爸媽帶我到診所或醫院，醫生看完病，我都會用眼角留意護士在做什麼。

護士背對著我，白色的背影在藥櫃前面發出輕微的聲響，我就知道回家有苦吃了。

護士面對我笑，像是巫婆對著白雪公主，如果手放在背後，我會想那後面八成是一支可怕的玻璃針筒，反正不會是一支棒棒糖。

最後總會露出真面目，舉高的雙手握著玻璃針筒，護士的鬥雞眼凝視著朝天的針尖，隨著嘴角彷彿出現的一抹冷笑，示威性地流出一兩滴藥水，好像警察掏槍先要往天上開兩槍，然後喊：「不許動！趴下！」我是趴下了，可是這個差勁的槍手總還要在我的屁股上用涼涼的棉花畫個靶心，然後，唉呦！

小時候就是不懂，護士為什麼可以叫做「白衣天使」。

穿上白袍　白衣相助

實習的第一天，穿上白衣的我，臉上不自覺露出些許傲氣，心裡想自己終於是醫生了（雖然執照都還沒個影兒），念了這麼多年書，不顯顯身手怎麼行！

隨著住院醫師交付完給我的新病人，我抽出病歷，嗯，好，診斷是消化性潰瘍，不會有什麼大學問的。翻開病歷，這下可好，別說醫囑欄內的藥是什麼不知道，檢驗項目中的縮寫更是天書，我可憐的大腦頓成缺血狀態，一片空白，消化性潰瘍就是peptic ulcer，peptic ulcer就是消化性潰瘍，然後，就什麼都不知道了。

對了，想起來了，要問病史，做理學檢查，拿著象徵權威般的聽診器，走到病人身邊，正想從哪裡開始，眼角的餘光飄進一個白色的年輕身影，「妳是？」「我是照顧他的護士。」

雜亂無章的做完理學檢查，回到護理站打開病歷，正愁admission note（住院紀錄）不知如何下筆……

「李醫師……」是叫我嗎？我被叫醫師了嗎？第一次被這樣叫，不自覺的飄飄然起來，不過，好景不長。

「第一天是吧？沒關係，都是這樣的，你可以參考別人的看看。」刷刷兩聲，被抽出的兩本病歷放在我面前，我一回頭，是剛才那個護士的身影。

是雞婆？是細心？不過要不是那兩本病歷，第一篇admission note鐵定流產。

養成請教護士的好習慣

不知道過了多久，護理站開始進行交班，聽到年輕護士們熟練而鉅細靡遺地交代著病人的狀況，我心裡不禁敬佩起來，她們不是護士嗎？怎麼可能比我這個醫……咳，醫生，還清楚病人的狀況？

第二天我就學到一個撇步，要了解病人最新狀況，偷偷看護理紀錄準沒錯。

一直到今天，臨時被叫去會診時，面對厚厚的，沒有頭緒的病歷，我還是保有這個「好習慣」。

住院醫師時期，和護士的互動愈趨頻繁，也愈加發現這一群人的可敬和可愛之處。

有一天晚上，我被護士通知去了解一個發燒的病人，進入病房時，一股惡臭撲鼻而來，我本能地想逃出去，看到一個護士汗流浹背地戴著手套，眼鏡滑到鼻尖，看著我說：「李醫師，不好意思，因為病人發燒顫抖又怕冷，所以空調關起來了，現在又出了一點狀況，味道不太好，你可不可以先出去十分鐘，不好意思喔！」我鼻子裡充斥著異味，內心卻是五味雜陳，忍不住深深看著眼前這位護士：這個病人不是她的親人，和她素昧平生，可是眼前的她，是這樣毫不猶豫，義無反顧地照護這位病人，毅然地面對常人無法忍受的狀況，也許，家屬都已經離病人遠去，但是，這位護士卻在病人最痛苦的時候，陪伴在身邊；我心想，這是她的工作嗎？當然是，但是我不相信僅止於此，我相信，她正在發揮內心深處的，她自己也不曾察覺的，無比的愛心。

而這樣的場景與動人的畫面，在醫院裡每個角落，不同的單位裡，一再在我眼前上演，每一次都讓我感動，也讓我感到慚愧。

有時候看到少數醫生對護士態度不佳，病人和家屬偶而也對護士吹毛求疵，可是他們極少抱怨，總是以最高的效率，儘量滿足醫生和病人的需求；他們有時候心情也難免低落，然而，我總是發現，第二天她們又會面帶笑容，用積極的態度迎向新的挑戰。

這需要多麼高的EQ和多麼好的修養！

本事精準　專心又敬業

除了愛心和修養，護士們的本事更是驚人。我最愛看奧運體操選手的比賽，對於那些萬無一失、精準無比的動作總是讚歎不已。

有一天在開刀房，我突然發現媲美奧運選手一般的精準動作正每天在這裡上演；在這個充滿壓力的環境裡，每個外科醫師用不同的口音，戴著口罩，一個簡短的發音之後，伸出手就可以從刷手護士手中拿到所要的東西或器械，絕少失誤，我心想，千百種的開刀房器械，如果沒有嚴謹的訓練，專心而敬業的精神，這樣的境界，又怎麼可能達成？

在醫院裡，只有護理部，在每個單位，每天二十四小時有人睜著眼，隨時回應病人的需求。

醫生們很忙，忙於醫病；可是陪在病人身邊的，扶著病人走路的，伴隨病人度過苦痛的，最了解病人需求的，卻是護士。

因此，護士早已成為醫院最重要的骨幹，他們最了解問題所在，也最知道如何解決問題，醫院裡沒有了護士，就什麼也沒辦法完成。

這一群充滿朝氣，懷抱愛心的人，正用無比堅毅的精神和敬業的態度，進行著不平凡的工作。他們不僅僅撫慰每個病人，更是使醫院這個本來冰冷的環境，變成如天堂般充滿和煦陽光的一群人。

他們是真正的——白衣天使。

註：早年見習實習醫學生雖不具醫師執照，但皆以「見習醫師」、「實習醫師」相稱，現今則以「見習醫學生」、「實習醫學生」相稱。

感恩三十載白衣情

臺北慈濟醫院復健科主任　林銘川

在我的一生當中，除了家人與老師之外，影響我最深遠的人就是白衣大士。從我開始當見習及實習醫師，到現在變成滿頭白髮的老醫師為止，已匆匆過了三十載，在這些年當中，我與白衣大士們朝夕相處，看到了許多多白衣天使們感人的故事，也從她們那裡學習了很多，那是一股隨時鞭策我向善的無形力量！

回想三十年前在臺大醫院當見習醫師的時代，除了很怕被教授電到以外，也很怕被護士譏笑，笑我們這些菜鳥醫師笨手笨腳的，因為臺大醫院有許多資深的護士，臨床工作經驗很豐富。她們當中，雖然有的很慈祥，但是有的卻很嚴肅，每逢看到我們這些醫院新鮮人生澀的臨床技巧，就忍不住會指指點點；偶而稍有一點閃失，就會嚴詞批判，頗感震撼！但也因為這樣，我才會砥礪自己要更努力充實與練習，事後想起來，還真要感謝這些資深白衣大士們的不吝指教，使我得以成長。

菜鳥醫師遭挫　白衣大士出面解救

而將近三十年前被白衣大士「解救」的經驗，到現在還是銘感五內。那次是在小兒科病房實習時，有一次被總醫師指派去為一位小病患打點滴，要為該小病患打上「頭皮針」……到了病床邊檢視了一下，慘了！這位小菩薩的頭皮上已有數十個針孔，早已找不到合適的部位可以打，只好在腳背上找，好不容易勉強找到一條血管，消毒皮膚、扎針、見到回血，可是接上點滴之後，局部卻鼓了起來，唉呀！血管破了！小孩媽媽的臉色不好看，而我更是滿頭大汗，汗衫都溼透了！只好硬擠出笑容跟小孩的媽媽說：「不好意思！在手背上再找看看有沒有適合的血管。」……我的臉及耳朵整個都發燙起來，汗流得更多了。

「林醫師！讓我來打看看！」就在這緊要時刻，背後傳來溫柔而自信的聲音，回頭一看，原來是白衣大士張小姐。看她輕摸著小病患的手背，找到定點，用酒精棉球消毒皮膚之後，將針輕輕扎入皮膚，馬上看到鮮紅的回血，接上管線後，點滴便順利地滴了下來，過程一氣呵成，當下真是使我佩服得五體投地！

當住院醫師的階段，大部份工作時間都在病房度過，與病房裡的白衣大士們形成生命共同體，一起打拼，解決病患所面臨的每一個問題。每每看到白衣大士們用細膩的心對病患做全人的照顧時，心中充滿了感動，眼眶總是閃著淚光；直到今天，腦海裡猶浮現著多位白衣大士們甜美的笑容，不但膚慰著每一位住院病患的心靈，而且緩和了醫療團隊成員緊繃的工作情緒。

我心想：唯有女生「天生的細心」及「溫柔的母愛」，才能完成如此繁瑣的醫療照顧。假設有那麼一天，只有醫生而沒有護士，那種醫療將無品質可言。

慈濟白衣相伴 「老醫師」滿心幸福

兩年前，因緣殊勝，得以進入臺北慈院服務，能夠與眾多白衣大士結好緣，心中有莫大的感恩！臺北慈院的護理同仁是一群具有菩薩心腸的白衣天使，她們永遠都是最整潔而美麗的一支隊伍，散佈在醫院的每一個角落，形成支撐醫院的主要架構。在工作上，每位白衣大士都在自己的崗位上埋頭苦幹，奉獻自己所有的心力，從早忙到晚而且經常超時工作，真的已經到了「燃燒自己，照亮別人」的境界，實在令我佩服得不得了！

而在院內各種大大小小的人文活動，也一定可以看到這群美麗的隊伍，做最溫柔、最完美的演出，確實令人感動萬分！這也讓我再次體會到上人所教導我們的道理：要縮小自己去成就團體之美！

這兩年來，我真的很幸運！因為我每週四晚上，都可以和這群最美麗的白衣天使一起練習手語，雖然我的手語是屬於幼稚園級，再加上有老年癡呆症，學過馬上忘記，但是白衣天使們還是很有耐心地包容我教導我，讓我擁有一種幸福的感覺，因此，我一定要繼續努力下去！

總而言之，白衣大士是醫療團隊中最溫柔、最美麗的一員，有了他們，醫療變得更體貼、更用心、更溫馨，他們所作所為就如同上人所開示的「在最黑暗的角落點了一盞明燈」，燃起一線希望的曙光，也像是在最寒冷的道路上生一堆火那般，適時提供人間溫暖。

因此，我要對所有的白衣大士們說：「醫師不能沒有您！」

另一個母親

大林慈濟醫院小兒科主任 張守治

寂靜的深夜，產房傳來孕婦生產陣痛的尖叫聲。護理人員裡外走動忙碌，準備生產用的器具。另一頭新生兒加護病房的護士，也開始打開加溫處理臺的燈光、烤燈、保溫箱、體重計，兩邊同步動作，準備迎接一個早產兒的降臨。小嬰兒順利娩出後，在醫師護士陪同下，由輸送型保溫箱送到他暫時的家──新生兒加護病房。

在母親肚裡僅待二十五週就迫不及待出來的小嬰兒，瘦小的身軀、半透明如膠樣的皮膚、費力地呼吸，大家在猜他的體重有多少。磅好之後有七百多公克，比一瓶保特瓶重一些，這些早產兒像有軟骨功，整個身軀彷彿可折疊起來，護士抱他的樣子戰戰兢兢，雙手水平伸直，手上放的像是聖旨般貴重的東西，動作是那麼柔和，但時間卻不容耽擱，因為還有很多事要做。

小病人在加溫處理臺上被細心地貼上心電圖監視器貼片，皮膚是吹彈可破，深怕在撕貼的過程中有所損傷。另一組護士正為他打上靜脈點滴，她們一樣動作輕巧，深怕一不小心，小寶貝的皮膚就出現一塊瘀青。

餵奶的辛苦

現在醫療院所全面推廣母乳哺餵，對早產兒我們更是使命必達。從出生的第一天，護理人員就開始教育父母相關的觀念，對那些猶豫的父母，則鼓起如簧之舌勸說，有些護士還親自示範給媽媽看，在他們鍥而不捨的努力下，晶瑩的母乳一滴一滴的滴了下來，媽媽感動得喜極而泣，護士小姐們如獲至寶，而小寶寶則傻呼呼地滿足吸吮。

小寶寶圓鼓鼓的雙頰，代表他正一吋吋地接受滋養，這有部分得歸功護理人員，因為餵早產兒一餐可是蠻耗費體力的事。這些小病人不是咕嚕咕嚕一口氣喝完，而是喝幾口即需喘口氣，休息一下，拍拍背、打嗝排氣再來一次，這樣一點一滴累積下來的。每一餐得彎腰服侍他們三十幾分鐘呢。

每次洗澡時間是一個大工程，洗澡水放好，換洗床單準備好，一切準備就緒後，護士小姐把小病人移出保溫箱。身上的氣管內管馬上被接上甦醒球，由另一位護士小姐負責擠壓，身上的貼片被細心地移除，然後緩慢地浸泡到水中洗澡，雖然舒服但不能慢慢泡，因保溫箱外的環境非久留之地，護士小姐快速地幫他洗頭、脖子、腋下、腹股溝、會陰，再迅速擦乾。同時間有人幫他的床鋪換新整理乾淨，讓小病患享用五星級大飯店的服務，但整個過程卻不容疏失，我看他們幫病人洗澡的表情是那麼嚴肅，直到小病人重回保溫箱才鬆一口氣。

大家的孩子

小病人漸漸長大了，可是沒有衣服穿，因為買不到這麼小的衣服，偉大的護士阿姨又開始想辦法了。她買了毛線開始針織，一天一天過去了，竟織出一件毛衣，穿在小病人身上溫暖又合身。可是小病人頭頂光禿禿的，還是很冷呢。沒幾天他有帽子了，接下來又有襪子了，全身上下都是護士阿姨的精心傑作，這是我所見到不求回報的付出。

小病人漸漸長大，總有回家的一天。但無論如何，總是在加護病房待了二個多月。他的一顰一笑、他的舉手投足，都牽引著護理人員的心。

護士阿姨拿著小剪刀，握著他的小手幫他剪指甲，也不急著下班回家，要幫他餵完奶再回去，拿著相機對他猛拍，口中念念有詞，盡是不捨與思念。總之，這些小病人不只是他父母的小孩，也是護士阿姨的心肝寶貝。

餐桌上擺著父母送來的蛋糕，代表父母對醫護人員的感謝之意；不過這蛋糕常常是被別人吃掉，因為功勞最大的人還在病床邊為照顧病人而努力！

護理溫馨的故事例不繁舉，其實也不必然要形諸於文字，因為動容的篇章已烙印在接觸過她們的每一個人心中。

救援投手與守備員

大林慈濟醫院呼吸照護中心主任　范國聖

小時侯對護士的印象，僅止於在診所的打針吃藥，並沒有留下太深的回憶。真正與護士接觸，是在當實習醫師的時候。當時只覺得護士很兇，會罵實習醫師，所以我每件事都自己來：抽血，自己找空針；試管、換藥，自己找紗布、優碘，自己推換藥車……當時感覺，醫師和護士是對立的。等到實習第二階段，事情有了一百八十度轉變；那是一個剛成立的醫院，護士大多為新手，剛到新環境也跟我一樣兢兢業業。那時我只要說一聲抽血，自然有人將空針、試管備好。記得有次CPR急救，旁邊竟然圍了一圈人觀摩。「原來當醫生這麼神氣！」我心裡這麼想。

畢業後升任住院醫師，開始時心裡其實毛毛的。想想自己學識經驗仍差一大截，在醫院的地位只高於實習醫師，我又回到謙卑的我。等到日子久了，對醫院的運作更加熟悉，我漸漸了解到，原來護士的工作是要幫醫師照顧病人，醫護是相輔相成的。

救援投手與守備員

我是胸腔科醫師，責任區包括呼吸照護中心及呼吸照護病房。這邊所收的病患，都是急性呼吸衰竭，經過加護病房治療後，仍無法脫離呼吸器的病人。這些人所賴以為生的，就是那臺二十四小時不停運轉的呼吸器。而病人身體所受的病痛及心理的恐懼與煎熬，更是寫在臉上。

我的工作性質，類似救援投手在球場上的角色：贏的球要保持戰果，輸的球要想辦法扭轉乾坤。也就是說，我的任務是要接續前面醫師的工作，處理問題，矯正異常，讓呼吸衰竭的病患康復，有能力自行呼吸，進而順利脫離呼吸器。

傳統上，大家可能認為會呼吸衰竭的都是胸腔病末期的病患。但只要到我們病房一看，就可以知道其實不然。我們的病人什麼都有，來自各主要科別：例如胸腔科、心臟科、腸胃科、腎臟科、神經科、腫瘤科等；或者曾歷經各種手術如開腦、開心、開胸、剖腹探查、骨科手術、甚至器官移植等等。

事實上，除了少數病人是因氣喘或慢性阻塞性肺疾直接導致呼吸衰竭外，大部份病人都是由多種慢性病或老年疾病等因素，使得呼吸系統無法支持身體所需的負擔，最後導致呼吸衰竭。也因為這些因素，要治療呼吸衰竭，就必須先把其原本疾病治療好，才有可能順利脫離呼吸器。

以前依賴呼吸器的慢性病患，大都留在加護病房內照顧，但因治療期過長，導致床位週轉率降低，加護病房無法收納更多重症病患。有些醫院因此會把這類病人移到一般病房，也因此造成護理人員負擔過重及照顧的不方便。再加上這些病人的長期病程，更是造成健保局長期沈重的財務負擔。為了解決這問題，健保局在幾年前開始推行呼吸器整合照護計劃，將呼吸衰竭的病人，分成「急性加護病房期」、「中期積極脫離訓練期」、「慢性呼吸器依賴期」、及「居家照護期」四階段，作一個整體的治療規劃。

呼吸照護中心主要任務就是第二階段積極的呼吸器脫離訓練。以本院的經驗，平均住院天數約三週，脫離成功率約五成，也就是每兩個病人住進呼吸照護中心，就有一人可脫離呼吸器。如病患經評估仍無法在短期內脫離呼吸器，就會進入呼吸照護病房，也就是第三階段的慢性呼吸器依賴期。這時的治療目標，會擺在長期的營養與復健，讓病患整個體能狀況調整到適當程度，再慢慢作呼吸訓練，這一階段可能要好幾個月，甚至一年半載。

我們自己的經驗是，進入呼吸照護病房的病人約有兩至三成會在這一階段脫離呼吸器。至於剩下仍無法脫離呼吸器的病人，如果超過九個月，健保局就會希望轉居家照護了。

慢性呼吸照護 護理本質顯現

走入慢性呼吸照護，我開始真正了解護士的工作性質。病患最常接觸的，不是醫師，而是護理師與護佐。病人可以一天不看醫師，卻不能不見護理人員，否則會沒藥可吃、痰會積滿整個呼吸道、呼吸器響了沒人理、傷口的分泌物沒人清，最基本的吃喝拉撒、翻身拍背、身體清潔亦無法完成。除此之外，在呼吸病房，病人更需要的是心理支持，是發自內心的陪伴與關懷。

很慶幸地，我所看到的整個團隊，是全心全意付出，是視病如親、無怨無悔地為病人設想。很多脫離呼吸器順利出院的病人，返診時都會回病房，為昔日的病友打氣，與曾經朝夕相處的護理同仁握手和擁抱。看到大家見面時的歡笑景象，再怎麼辛苦都值得！

因為健保的規定，讓我們跟病人有較長的時間相處。大家或許會覺得我們既然跟病患及家屬相處這麼久，想必關係應該不錯吧！那可不見得，誠然大部份家屬都很好，會體諒工作人員的苦心，但也有些家屬會嫌東嫌西的，特別是呼吸照護病房與加護病房的落差是很大的。尤其在剛轉入時，病人與家屬內心的疲憊、恐懼和不安，往往使他們容易對工作人員不滿與挑剔。他們或許不知道，光是翻動一個五、六十公斤的成人就要耗費許多力氣。他們也不知道這些病人多半無法說話甚至意識不清，要知道他們那裡不舒服，往往必須花許多功夫，甚至要用猜的。

所以良好的醫病關係，護理人員扮演很重要的角色。所幸在全體工作人員的愛心、細心和耐心的照，經過時間考驗後，彼此關係漸漸由懷疑不安，轉變成肯定與放心。

精進的護理專業

在一般人的觀念裡，護理人員主要是協助醫師照顧病人，但在我們的呼吸治療團隊中，看到許多護理創舉。

有回我進到呼吸照護中心，耳朵卻傳來農村曲的音樂，心裡正想怎麼回事時，只見一個病人正跟著電視作復健運動。原來曉菁護理長自導自演，把復健運動拍成光碟，任何時間只要病人有需要，把光碟拿出來播放即可，非常實用。

呼吸照護病房蕙屏護理長也很厲害，有次她拿了一臺古董顯微鏡，要我教她怎麼用。原來她已刮了病人的皮屑，想要看有沒有疥蟲。結果找了一找，真的看到了疥蟲。從此以後只要有懷疑，她都會自己幫病人刮皮膚作檢查。愈作愈多，技術也愈來愈純熟，陽性率更高達七、八成以上。甚至連其他病房有病患懷疑是疥瘡時，都會跑來呼吸照護病房要求技術協助。

經過多次努力，呼吸治療團隊的工作終於受到肯定。健保局於二〇〇五年起開始對呼吸照護病房進行評鑑。本院連續三年獲得A級，成績在南區更是名列前矛，成為他院觀摩的對象。

現今醫療講求的是團隊合作，沒有一個人可以獨立完成所有工作。很慶幸在慈濟的大家庭，有這麼一群可愛的白衣大士，提供優質的照護，讓依賴呼吸器的病患擁有良好的生活品質。也因慈濟的人文氣息與慈悲心，大家不會處處以利益為最大考量，凡事以人為本，滿足病人需求，解決各種問題。

如果我是「救援投手」，那白衣大士就是球場上的「守備員」，要有非常良好的默契及團隊精神才能漂亮的贏球！

醫護默契腎平安

臺中慈濟醫院腎臟科主任
陳一心

人來人往的血液透析室，盡是有如家人般的親切問候，臺中慈院護理人員受到慈濟志業組織文化的影響，落實「以病人為中心」的概念，懂得用調和聲色主動關懷病人，秉持耐心，以最平易的方式向病患說明解釋，建立如同朋友般的良好互動模式，連資深病友都不吝分享自己的經驗，供「新進病友」學習，形成愛的循環，感恩這群可愛的白衣大士的付出，讓這個園地充滿溫馨。

固定前來臺中慈院做血液透析的患者有一百零五人，腹膜透析則有卅二人，護理人員還要接外院轉來或是開刀的重症患者，在每天忙碌的工作中，早已將「以病人為中心」的概念付諸實行。

大多數洗腎患者或家屬，一開始接觸治療都會感到很害怕，面對一大堆陌生的醫療專業術語，愈急著進入狀況愈是頭昏腦脹，無法吸收，此時，護理人員就得肩負起引導他們的重責大任，用最平易、簡單的方式，讓他們儘快熟悉整個洗腎的過程，以及該注意的起居、飲食事項。我們的護理師不但基本功很紮實，特別的是，她們還比別人更多了一份主動與細心。

還記得一位年近七十歲的伯伯，十分獨立，固定搭臺中慈院的接駁車往返洗腎，某次，他領好慢性病的藥，卻忘了帶回家，護理師知道他之前的藥已經吃完了，擔心他沒藥可吃，身體可能會出狀況，即使通知伯伯再回來拿藥，也很不方便，護理同仁主動在下班後自行開車繞到伯伯家，替他把藥送回家，讓老人家感動得說不出話來。

洗腎病人一週需向醫院報到好幾次，長期進出醫院，一待就是好幾個小時，有時比與家人相處的時間還要長，跟醫護之間互動十分密切，護理人員了解其細微的起居與飲食狀況改變，可能是嚴重病兆的蛛絲馬跡，警覺性都很高。

曾經，有一位才加入洗腎行列的退休消防隊員，在家裡不時跌倒，護理人員得知他「動不動就整個人軟下來」，感到很不尋常，馬上通報，經詳細的詢問，評估症狀像是小中風，轉診到神經內科，檢查發現頸動脈已阻塞了百分之九十，經給藥後改善，預先防範可能的大中風於未然。

另外，飲食衛教對洗腎病人來說，是十分重要的訊息，例如：香蕉、楊桃的鉀離子過高，都是血液透析患者禁吃的水果，一旦不小心吃下肚，輕則心律不整，重則發生心臟痲痺等無法挽回的情形，偏偏中部地區，客家、臺語族群都多，有時會發生跟高齡長者溝通不良的問題，萬一阿公、阿嬤沒聽懂又不好意思問，就可能差之毫釐，失之千里，本來的小問題弄出了大毛病。

有一位阿公，抽血檢查發現磷離子太高，明明給了藥卻始終降不下來，護理人員十分不解，在例行性的關懷中，更仔細詢問才發現，應該要在飯中吃的藥，他既不看藥袋、也不管藥師說什麼，只照自己的意思吃，才會久久無法改善病情。從此以後，護理師遇到溝通比較可能出差錯的患者，都寧可主動再打電話給家屬，跟家人說明，請他們一起協助注意。

還要特別感謝的是資深護理師，因為有些發高燒、意識昏迷、全身肌肉痠痛的病患來掛腎臟科，有時是服用不當抗精神病藥物，造成交互作用，導致高燒、抽筋，這時候就得請資深護理師花很多時間查藥典，一一過濾病患所有的藥，避免錯誤使用、損害健康的不幸。

醫療工作有追求不完的專業性，要在自己的工作崗位上克盡己職，得靠醫護之間不斷溝通、繼續教育，才能建立良好的默契，我想，自己是幸運的，感謝在臺中慈院有這群認真的同伴，共同守護大德健康。

看不見的專業

臺北慈濟醫院心臟外科主任　諶大中

大學畢業退伍後，我進入臺大醫院心臟外科接受住院醫師訓練。

傳統的外科醫師養成教育是嚴格的師徒制，每個月，年輕住院醫師都會被指定加入某個資深主治醫師的病房團隊照顧住院病患，團隊成員還包括了實習醫師及護士等人員；住院醫師承主治醫師之命令開立醫囑，交由護理師執行。此外，每天早上總住院醫師都會指派年輕住院醫師跟隨某個資深主治醫師執行手術；手術團隊是一個每日機動調整的任務編組，主治醫師是團隊的領導者及手術的實際執行者，而其他人，包括刷手及流動護士，都是他的助手。

這樣的制度讓住院醫師很快地學會照顧病患的知識及手術技巧，但更重要的是藉由朝夕相處，耳濡目染，領會到資深醫師的醫德及毅力。由於我們處理的都是攸關生命的事項，沒有犯錯的空間，主治醫師會非常明確地下達指令，而住院醫師得立即正確執行；若有任何討論或質疑，都必須在事後才能提出。當時的工作是非常緊湊的，往往從早上六點多工作到半夜；吃飯睡覺之後，又是另一個早上六點多。

雖然天天見面，第一次真正觀察到護士做什麼事已經是一年之後了。那是在住院醫師生涯的第二年，這一整年幾乎都在加護病房度過。記得有一天早上查房時，主治醫師（一位強悍的女士）忽然指著正在幫病患擦澡的兩位非常年輕的護士說：「在家裡都是父母捧在手上的心肝寶貝，在這裡幫病患又擦屎又擦尿。」不說我還沒想到，開刀房刀裡來、針裡去，重症單位又是痰、又是膿，怎麼待得住呀！恐怕不多久就逃之夭夭了。那一天的半夜我值班，特意繞到開刀房和加護病房看了一下，但出乎我意料的，大夜班的護士竟然普遍還比較資深。

這可讓我想不通了：他們怎麼能擦屎擦尿那麼多年呀？一定有什麼我沒注意到的事吧？難道他們是為了「提昇護理形象」嗎？當時也未及多思。擔任主治醫師之後，穿白袍子的時間多了一些，病患向你說謝謝的次數也多了一些；剛開始還有些飄飄然，可久了就習以為常了。

可是想起臺大加護病房柯文哲醫師的名言，心中隱隱覺得這「習以為常」有些不妥。柯醫師說：「加護病房有三流。第一流的加護病房總是防患於未然，在併發症出現之前就先處理好了，所以病患平安無事，迅速出院。第二流的加護病房總是非常小心積極地處理併發症，縱使病患經歷驚濤駭浪，大致也能從鬼門關挽回生命，不過這加護病房住得可久了。第三流的加護病房總是相信老天保佑，也不知道有併發症，病患往往性命不保。通常病患及家屬最感謝的是第三流的加護病房。」

我終於知道心中隱隱覺得的「不妥」是什麼；而我也終於知道他們怎麼能擦屎擦尿那麼多年了。

對於我們這些長年與重症病患相處的醫療從業人員而言，心中最高的境界就是「第一流的加護病房」；長時間工作與訓練，適應工作環境中的危險與髒汙，目的只有一個，就是「挽救最危急的病患」。

習慣讚美是危險的。只有對於現狀的不滿與對於完美的追求，是支持我們進步的動力。僅以本文與「身無白衣，心有專業」的夥伴們共勉。

繞指柔化百煉鋼

花蓮慈濟醫學中心醫務部主任　陳新源

什麼時候開始知道護士是做什麼的？說不記得，不太對，因為，好像一直都認識，只是隨著自己扮演不同的角色，會看到不一樣的護士形象。

小孩時的我，眼裡的護士「阿姨」是千依百順、秀麗可人、儀容端莊、有耐心、會哄人……有無數個優點，好得不得了。等我當了醫學生，到醫院實習後，發現護士的模樣除了「以上皆是」外，原來還有做不完的事、寫不完的紀錄、壓力很大，脾氣難免。身上的衣服除了完美的白色外，也可能會出現來自病患狀況不佳的紅色：傷口流血；灰褐或黑色的胃出血；綠色的膽汁、黃色的尿液、酒醉後的七彩嘔吐物等等。在我的心中升起無限的問號？護士到底是什麼行業，竟可以「允許」自己上班時這般地狼狽？

當我成為住院醫師，稱呼護士為「姊姊」偶爾會被罰，因為她們的年紀有些比我們小（雖然看起來比我們老），但是叫「妹妹」不也怪怪的嗎？當然，還有比這個更怪的，就是當我站在病床邊呼叫護士時，來到身邊的竟然是一個男生……，不知是該稱呼「哥哥」還是「弟弟」，後來恍然大悟，南丁格爾原來也可以是「男丁哥兒」，只是因為比例不高，讓人在初遇到時不免錯愕。雖然男生在這個護理工作是少數民族，但工作內容似乎也沒什麼差別：監測病人的血壓、心跳、體溫、給藥、打針、紀錄、傷口換藥、更換床單等等。他們雖然都是從護理學校畢業，卻可以是痲醉、開刀房、急診、加護病房、一般病房或門診、公共衛生等不同科別的護士，儘管，不同科別的性質差異還蠻大的，但這群人卻可以做什麼像什麼。

下了班，換了裝，就像變了個人，讓我在路上碰到打招呼的同時，尷尬地想不起面前的人究竟「是親家還是冤家」？因為此刻的他（她）可以是稱職的父母、完美的情人、聽話的小孩、讓人尊敬的老師或好學的學生，而這些身分卻都可以在穿上工作服的同時變換回護士，真像是名副其實的「變形金剛」！旁人看來混淆，但他（她）們自己卻甘之如飴。

歲月如「說」，當了二十多年的醫師，總覺得自己愈做愈少，愈來愈老，但護士們的工作繁忙依舊，忙碌如昔，但有趣的是，面貌卻大部分都和二十年前一樣，都不會老，真的！貨真價實的二十歲！縱然身上的「七彩繽紛」依舊，但是否因為那份為病患服務的心，讓他們得以常保年輕？環境不好是事實，流動率大是無奈，但如果把護士單純當成是一份行業，那我想不只是天使會拭淚，就連金剛都會哭泣吧！工作一天三班，積假用不完，「一路做到掛，能有幾人隨？」如果，真的只把護士當作一份工作，誰能天長地久？

但，每每當我看到下了班的護士，還願意花自己的時間一口一口餵著無家可歸或是失智的老人吃飯；看到肩上背著受傷的小病人哄著，手上又要照顧其他病人的護士時，就會感覺原來護理不只是一份工作而已，其實是一份志業，是一種讓人在這個角色裡，可以忘卻上下班之分，不畏懼處理病患因病而生的穢物，因為利益他人而感到歡喜自在的志業。

護理人，我好像一直在重新地認識……

三、病人如我師

面對生命在眼前消逝，
是每一位護理人終需面對的震撼教育，
許多青春洋溢的護理人，
早早就開始思索生命的意義與存在的價值；
感恩病人如老師，用自身病痛示現教導，
才更懂得珍惜所有，把握當下……

不捨——記念勇敢孝順的泰儀

花蓮慈濟醫學中心個案管理師　吳麗月

在我擔任傷口造口護理師期間，有位病患動了手術，腹部傷口一直未癒合，醫師請我想辦法解決，就因為這樣的因緣，我認識了「吳泰儀」。

記得第一次進病房時，泰儀臉上沒有疼痛的表情，只有如燦爛陽光般的笑容，很有精神地向我說「嗨」！

每次為他換藥的時候，他就會當小助手，幫忙倒水、綳開肚子、擦乾肚子等。每一次換藥其實很痛，但他從未依我的「教唆」打止痛針，他總是說：「不會很痛」。聽在心裡，讓我倍覺心疼。

那段時間，他病況還不是很穩定，但仍然很有大愛精神，在他需要別人幫忙的時候，竟然還到別的病房為病友打氣。

治療了一個半月，泰儀的傷口終於漸漸癒合了，但疾病並未因此而退縮，仍一步步占領了他的身體。治療過程中雖然無法進食，吃了就吐，不過，他一點都不氣餒，努力配合著醫師、護士，直至外科醫師再度建議做化學治療，做完後，他終於能進食了，也很高興地如期出院，回高雄靜養了一陣子。但好景不常，他因白血球太低，又再度住院，就這樣他再也沒出院，直至二〇〇六年十二月二十九日。

心繫加國老人院　行善行孝不能等

住院期間，泰儀的心也飛越時空，回到加拿大的老人院。有一次到我病房時，巧遇從加拿大回臺灣的慈青來看他，他們分享著助人的喜悅，當時泰儀還發願說，病好起來後他要趕快回去，做他想做的事，要到老人院去關懷，他說那麼久沒去，不知道他們過得好不好，還問慈青們有關老人院最近的情形……看著他們的對話，心裡只有不捨與心疼，只覺得他真的把上人的法生活化了。

有一回到病房時，吳媽媽恰巧不在，泰儀對我抒發了這一年來的感受，他說：「我準備好了，我之所以認真配合治療，是因為要給媽媽和爸爸希望，我認為這是我應盡的本分，是一個有孝心的孩子該做的事。」每每看到泰儀時，就會覺得好不捨，正值青春年華，卻必須在醫院裡養病，而老天爺給這一家人如此的考驗，身為人母的我更心疼這對父母親的付出。而泰儀也因為父母親的期望，一直配合著治療。每次要做任何檢查時，他都會先說不要，但父母告訴他：「泰儀，我們若不配合醫師，病怎麼會好？」最後泰儀都會聽從父母的建議。

骨髓造血幹細胞移植在醫師的建議下開始進入療程。一開始是很順利的，但排斥的症狀慢慢地出現，竟讓他排了一星期的鮮血，醫師建議做大腸鏡檢查，泰儀原先拒絕，後來在媽媽的鼓勵下，以及醫師同意可以打鎮靜藥的情形下，泰儀點頭了。但是檢查前，檢查醫師認為泰儀的身體狀況很虛弱，不適合打鎮靜藥。領教過不打鎮靜藥做大腸鏡檢查滋味的人，都知道那有多苦，多難受，何況是身體已非常非常虛弱的泰儀。

得知泰儀要做大腸鏡時，我第一時間衝到了內科檢查室，請求醫師讓我陪伴他。泰儀當時也拒絕我，只因他不好意思麻煩我，但我告訴他：「泰儀您不用擔心，麗月姊只是想讓媽媽安心。」一聽到可以安媽媽的心，他才點頭答應。

想吃苦瓜與披薩

盼了好久，醫師終於給泰儀進食的機會，可是消化系統已被破壞，他也只能嚼一嚼後吐出來。問他想吃什麼？他說第一想吃披薩，第二想吃苦瓜。問他為何想吃苦瓜。他的回答竟是：「以前媽媽要我吃苦瓜，我都不聽話，現在有研究說苦瓜可以防癌，我就是沒聽媽媽的話，才生病的。」聽後，我的眼眶又泛紅了。

隔天，我很快的買了一塊小披薩，趁熱拿至病房，當時虛弱的泰儀竟用雙手撐起他的身體，臉上呈現許久未見的笑容，嘴裡用力地吞嚥口水，他表現的是這樣地純真，但我的勇氣卻在剎那間降到了谷底，擔心自己眼淚奪眶而出，只好用逃避的心情，快速地離開病房。沒想到那竟是他的最後一口食物。

在泰儀往生前的那個星期二，清醒的他，很激動地想寫一些話告訴我，讓我感覺到他的激動是因為深怕來不及，只見他拿著白板，用顫抖的右手寫著：「I thinking……」比著手語，拍著自己的胸口，再豎起大姆指在自己的心臟前劃一個圈（意思是「我準備好了！」）以及彎曲大姆指道感恩。他用著堅定的眼神注視著我，當時我對他點頭，眼淚也不由自主地滑落下來；心想這孩子怎麼那麼棒，那麼勇敢！同時，他也要我轉達他對所有團隊的感恩，他的這一番話又讓我感到無比慚愧。

記得他在隔離病房住了二十天左右時，向我開口說：「我好想抱抱媽媽！」這樣小小的心願，竟然無法為他完成，至今仍感到遺憾與不捨。

生命勇敢的光采

再多的不捨與心疼，仍無法感動上天對泰儀生命所做的安排。參加了告別式後，更清楚知道，原來泰儀給大家的感覺都一樣，他為他的生命留下很好的典範，也提醒我們行善行孝不能等；讓我們看到一個雖然年輕的孩子，卻將僅僅二十年的生命活得如此光采；在他生命的盡頭，對死亡無恐懼，那份勇敢，真的讓人景仰，也讓我們對生命更懂得珍惜。

摺紙阿嬤

大林慈濟醫院燒傷中心護理師　蔣詠薇

在加護病房服務的護理生涯中，時常必須站在生與死的十字路口，跟死神拔河。很多人問我：「妳不害怕嗎？妳怎麼那麼厲害？」我只是笑笑地說：「沒在怕的啦！要是怕的話，家屬怎麼辦呢？」這讓我想到——摺紙阿嬤。

性格阿公的「牽手」會客從不缺席

認識阿嬤，是因為她的另一半住到我們的病房。阿公是肺癌末期的病人，第一次見到他，先看到的是一臉白色的落腮鬍，還有掛在床頭的八卦符，戴著呼吸輔助器，費力地呼吸著。我心想，他還真是「性格」，家屬可能很迷信吧！

那段時間，會客時間一到，總會看到一個頭髮半白、精神很好的阿嬤掛著笑臉走進來，她就是性格阿公的「牽手」。之後的日子裡，會客時總能見到她的身影，就像個準時上下課的學生，不會遲到也不曾早退，更沒有缺席過。

後來，阿公真的喘不過氣，詢問病人跟家屬意願後，為阿公插上氣管內管，從此阿公就不再能說話，但他的意識狀態卻是清醒的。

阿公的床位是可以看到陽光的，連續幾天下雨之後，終於出太陽了。阿嬤興奮地跟阿公說：「老伴，今天的天氣真好，你看到外面的樹了嗎？」阿公順著阿嬤手指的地方望去，露出難得的笑容，點了點頭；阿嬤親密地摸著阿公的頭，幸福甜蜜的神情，完全不受阿公身上的管路跟儀器所阻擾，兩老彷彿走進時光隧道，回到初戀的時刻。

這段時間，阿嬤漸漸跟我們熱絡了起來。

一天下午，如往常的會客時段裡，我們一面忙著接新入住的病人，免不了聊上幾句：「今天真的很忙，到現在都還沒空吃飯！」會客時間結束時，一口鄉土臺語的阿嬤輕拍了我的肩膀，然後說：「護士，我會在外面喔！我尪就拜託妳們了，妳們有空要吃點東西，不要餓肚子。」我手上還在忙，就隨口應了句：「好。」心頭卻很溫暖。

會客時間的幫手　家屬中的安慰者

阿嬤總時常偷偷觀察我們工作時的一舉一動，也對阿公來來去去的「室友」感到好奇。此外，當有新病人住進來時，看到對方的家屬憂心忡忡，阿嬤總會在門口安慰他們：「這裡的醫師和護士都很好，你們不要擔心，交給他們就對了。」遇到同樣也插著氣管內管的病人，她會說：「你看，我老公也插管啊！他除了不能說話，其他都很好，只要跟醫師配合，就有拔管的希望，別急別擔心。」有時，看到護理人員一直忙進忙出，而其他家屬急著找護士問問題時，她也會幫忙安撫：「你不要急，小姐現在在忙，等她們忙完我再幫你叫她來。」

無形中，她竟幫我們許多忙，甚至化解了即將發生的誤會，變成連接家屬與護理人員的橋梁。但是我知道，她其實一直很擔心阿公的病情變化。平常阿嬤的大兒子也會過來陪伴母親，為父親加油！總是非常客氣地說出他們的需求、詢問阿公的狀況，與我們像朋友一樣地話家常。

摺紙定心　祈禱砌出的綠天鵝

後來阿公的病況慢慢變差，醫師也一度跟家屬討論到急救的問題，阿嬤冷靜地說：「順其自然就好，你們已經盡力了。」我們特地花時間與阿嬤聊天，希望讓阿嬤抒發情緒，阿嬤說：「我都懂，我也有其他親戚是癌症過世。醫師已經跟我們說過，我們心裡有底。」從那天起，阿嬤開始摺紙，床頭的平安符越來越多，甚至連神明的令旗都出動了。

有一天半夜，因為遇到某個病人急救，必須緊急連絡家屬，我趕緊到休息室找家屬。不叫還好，這一叫讓所有在休息的家屬都驚醒過來，也包括摺紙阿嬤。這樣的狀況大概是所有在加護病房休息室的家屬的夢魘吧！也是我最不願意做的事情了。

過沒多久，我們單位出現了一隻摺紙疊成的綠天鵝，大約二十公分長，後來才知道是阿嬤一手一手地折、一心一心地祈禱做出來的。

越來越常看到她坐在休息室門口，雙手不停地重覆著摺與疊的動作，一邊跟身旁的人聊天，看到我們一樣不忘主動打招呼。慢慢地，身旁來來去去的家屬也會跟著一起摺，看起來就像一個小型代工活動一樣。

原來，阿嬤這樣做的目的，是讓自己有事可以忙，才不會一直胡思亂想，還可以一邊幫在病床上的阿公加油打氣。每次下班時，總還是可以看到阿嬤戴著老花眼鏡，一邊摺著紙、一邊跟我們噓寒問暖。而同事們也會撥空或在下班後跟著阿嬤在病房門口的椅子上摺了起來，為阿公祈禱。

堅毅面對老伴往生　真正的勇敢

不知不覺地，阿公在我們單位住滿二十一天了，但他仍需要依賴呼吸器，所以轉到呼吸照護中心。雖然阿公最後還是抵抗不了病魔的摧殘，離開了人世。從頭到尾，摺紙阿嬤沒有在我們面前掉過一滴眼淚，總是用微笑來面對阿公及我們。

阿嬤讓我學到了更多課本上沒教的事，有人說：「要感謝每一個你遇到的病人，因為他用他的生命在教導你。」我倒覺得，不只是病人在教導我們，家屬也是。從摺紙阿嬤身上，我看到了一個在擔心中不忘疼惜小護士的長輩，堅強、有智慧且勇敢的一個溫柔的妻子，一個讓我了解什麼是生死兩相安的女人。

羽化成蝶的等待

花蓮慈濟醫學中心心蓮病房資深護理師　胡薰丹

五年前，我認識了一位病人，他住進心蓮病房時教了我一些功課，當時我還是個對安寧療護很生疏的護理人員；五年後他去世時，再度給了我一些功課。這些功課我一直學習至今，每當我遇到難關或低潮，他的身影和話語就會浮現在我腦中。

剛到心蓮病房時，還不知道怎麼陪伴病人，自以為好心地建議病患，如何生活得比較好，我意識到病人對我築起無形的高牆，一如阿志大哥用沉默的肢體語言教我：「以健康人的立基點去建議末期病人是行不通的，一個人生病之後的所有角色都將改變，能力也改變，如何能用健康人的觀點去建議？」

阿志大哥是二〇〇〇年底住進心蓮病房的病人，他很簡單地告訴我：「生病之後，男人已不是男人！」頓時，我知道錯了，我不能用健康人的心態去思考，於是我開始學習有品質的陪伴，先安住自己浮動的心，才能契合病人所要的陪伴者，這是我到心蓮之後學到的第一門功課。

病人無生機　護理遇困境

隔年，阿志大哥出院了。但在二〇〇五年，他再度住進心蓮病房。因為阿志大哥得的是口腔癌，這麼大的外顯腫瘤，嚴重影響外觀；他一直要求打鎮定劑不要醒來，他希望打鎮定劑讓他走……到底是什麼狀況呢？他已經辦了音樂告別會，他覺得該做的事都已經完成了，怎麼還活著？所以醒過來之後的目的就是繼續睡著。

從入院開始，他的藥裡面睡覺的藥一點也沒減少，剛開始我以為他的身體無法撐那麼久，後來他身體變壞，腫瘤外顯得更多，我想，我們怎麼會幫不上忙呢？這樣的想法本身已存著助人者的焦慮，醫療人員企圖去治療自然的更迭，卻發現違反自然所面臨的困境。

這樣困頓的等待過程中，終於出現了生機，那就是照顧者的陪伴。惠姊是阿志大哥的「牽手」，我常常聽到或見到惠姊的高品質陪伴。因為只要大哥的一個動作或眼神，惠姊就知道大哥的需求，不論阿志大哥心情如何、遇到任何情況，惠姊總是軟言軟語地安撫陪伴，照顧癌末病患很辛苦，惠姊也因為有信仰，給她支撐的力量走下去。

二〇〇六年二月，這次阿志大哥永遠永遠地出院了。

他用生病經驗，讓我明白心理師所說：「身體的受苦帶動精神的轉化。」這句話在護理人員身上一直備受質疑，因為大部分的護理人員永遠只看到病人受苦的部分，很少看到病人精神面的提升。

表面上，我們以為阿志大哥最後的沉睡與期待一覺不醒，是消極無奈的；伴他走過這個歷程，從照顧他隨時會逝去的生命，到走入他生命的內在世界，才深刻體悟到，他「視死如歸」的期待，在心靈上已是超越生死的境界。

就在陪伴阿志大哥夫妻的過程中，從他倆的互動裡，我才真實體會到，在自然法則更迭中的醫療極限、也才真正了解，死亡並不是一種疾病，沒有一個醫生能夠治癒死亡，然而能像惠姊一樣真心地陪伴，真正放下我們對護理既定的期待後，由衷地為病人著想，也許才是真實的護理。

阿志大哥雖然已經走了好幾年，但他是我的第一個安寧護理的老師。我們常常太急於看到結果，以致於眼光只看見毛毛蟲蛻變受苦的過程，但是這一次，我看見了破繭而出美麗的蝴蝶。

少了一個他

臺中慈濟醫院急診室副護理長　李玉茹

伴隨著救護車的蜂鳴聲響起，忙碌的一天就此展開。一位胸痛、呼吸喘的病患，不久剛作過心導管手術，不過幾天就感到不舒服了，原以為是小感冒沒有太在意，這天症狀加劇，先到小診所看過後輾轉來到這裡。接手醫師開立醫囑，團隊極力找到相關原因，讓病患獲得最佳的照護。只見心電圖監視器穩定地滴滴作響，症狀漸獲感善，醫療團隊稍稍放下心中大石之際，就在轉眼間，病患突然喪失意識、心跳停止，醫護人員趕緊急救、建立氣管內管、急救藥物每三分鐘注射一次、心室纖維顫動、電擊、繼續CPR……

急救室門外，家屬焦急地引領盼望，雙手緊握、擔憂神情讓人不捨。

反覆持續的急救過程只希望可以與死神搏鬥，但三十多分鐘經過了，眼前的病患仍無起色，醫師帶領家屬探視並解釋著急救經過。

「拜託你們再救救他、再救救他，早上他還是好的，我還罵他為什麼都不去看病，醫師拜託你、拜託你……」聲聲呼喊著父親的名字，要他醒來、要他一起去踩腳踏車，那是來自十七來歲女孩的呼喚，她是病患的女兒，隨著醫師的宣判，她神色凝肅地說：「爸爸沒走，他要跟著我一起回家。」

不同於其他家屬的表現，她一滴眼淚也不准自己落下，看在眼裡不禁讓人擔憂與心疼，這孩子自責著早上對父親的無意責罵，這孩子就要失去最重要的親人，卻硬生生地要自己堅強，其實脆弱的她，此時最需要一個擁抱。

我忍不住交代她的家人要多點關心及注意，目送著這位父親的大體離開急診室，忍不住上前握住那孩子的手，要她加油！

下了班，望著幽黑的夜晚，這天，在某個角落有個家缺了一角、缺了過往恆常的幸福。

夫妻口角釀遺憾 慟妻尋短天倫碎

清晨，救護車送入一位OHCA（到院前心肺功能停止）的病患，肢體呈現僵硬，沒有生命跡象，濃濃的煤炭味無聲地訴說著一點原由。站在急救室門外，詢問著陪同的家屬事情是怎麼發生的？其中一位中年男子顫抖地說著：「前些天有一點口角，今天早上還用電話聯絡上，後來就沒有任何訊息，半夜了還沒回家……請警察協助，找了一整天了……直到剛剛才在山的那一端發現她的車，到現場時已經這樣了，是我抱著她上救護車的，我也不知道為什麼會變成這樣……」只聽他斷斷續續訴說著，口吻裡滿是遺憾，雙手不住地發顫，守候在急救室門外，此刻內心有多少煎熬正交替著、有多少的抱歉來不及表達。

醫師宣布患者的死訊，我協助他辦理後續事宜，只見後來趕到的孩子，帶著一點疑惑、一點睡意，父親上前擁抱的瞬間，親子無言以對，悲慟難以言喻。時間靜止，媽媽走了，話語過後是再也止不住的淚水滑落。

這夜彷彿變得漫長。望著跟前的這一幕，忍不住一陣鼻酸，急救室裡那逝去的生命帶走了什麼？又留下多少的遺憾迴盪在那個曾經幸福的家庭。生命存在的價值與意義就在一念之間，突破的才是勇者，祝福這個家庭可以走過更多的挑戰，然後重生。

生命風景交錯 感動再向前

當年因為工作轉換一腳踏入急診室的領域，轉眼間經過好些年了，每每看著這些生命在手中搶救成功或是在眼前驟逝，看著家屬盼望的表情，喜怒哀樂交錯演出，我想生命該有什麼可以計較呢！握在手心裡的才是最真實的價值。在忙亂的腳步裡，有時候難免忘記駐足，回頭看看病患內心裡真正的需要；有時候忘記了當初踏進職場的那份感動、那分赤子之心。祝福擦身而過的每個人、每個生命。也期望自己透過每個生命的故事，有更多的力量，完成更多的責任與願望。

無知啟戒慎

花蓮慈濟醫學中心護理部督導　沈芳吉

畢業後從一個小護士，到現在成為學妹口中的「老鳥」，算算也有二十三個年頭了。回頭看看一路走來的自己，再看看現在瞬息萬變的醫療環境，有時候真為自己和其他護理姊妹們捏一把冷汗，因為我們照顧的對象是「人」，守護生命過程中，有些事情是無法從錯誤中學習的。

記憶裡，我的護理生涯發生過二次給藥錯誤，都是在當學生的時候。

第一次的錯誤是發生在護校三年級於中部某軍醫院實習時，有一天執勤小夜班，在快接近九點的時候，學姊抽了一支盤尼西林，叫我去為某床病患進行肌肉注射，當下我聽得很清楚，於是拿著針走進該病房：「XX先生，我要幫您打針」，「小護士，我從來沒有打過這種針耶！」阿兵哥疑惑地對我說。不知怎麼當時我好像著了魔，完全沒意識到病患的提醒，也沒有回去再向學姊確認，反而用更堅定的口氣對他說：「沒錯！就是你啦！」所以病患就讓我執行盤尼西林的肌肉注射，錯誤就這樣發生了！

盤尼西林這種藥物稀釋後很容易沉澱，如果不以最快的速度完成注射，針頭處就會凝固，如果凝固，病人就得再挨一針。於是我以超快的速度執行完畢，就在走回護理站要向學姊報告時，剛才一時沾沾自喜的心情卻開始越來越沉重、腳步越來越緩慢、腦袋卻越來越清醒，突然心頭一驚！我好像真的打錯人了！越想越不安，立即三步併做二步地衝回護理站，重新檢視和翻閱病歷。天啊！我真的把藥給錯病人了，萬一病患對這種藥有過敏的話，會有立即性的生命危險耶！當時我真的慌了，慌到忘記要告訴學姊，我趕忙回到病房探視病人，看到他眼睛閉著躺在床上，我身體直打冷顫，難道病人休克了？我鼓起勇氣向前看了一下，還好他還在呼吸，於是我一直叫他的名字，只見他睡眼惺松張開雙眼，看著我問：「什麼事？」我連忙回他：「沒事啦，你有沒有哪裡不舒服啊？」「沒有。」聽到這句答覆我才稍微安心，回到護理站後，在接下來的兩個鐘頭內如坐針氈，我每十分鐘就藉故到那間病房偷偷看他，直到下班他仍無恙，我心中的不安、害怕、恐懼才稍稍減緩，在此時，我才敢鼓起勇氣報告學姊，自然是被好好訓了一頓，感恩沒鑄成不可挽回的憾事，也算不幸中的大幸了。

誤植注射劑量　患者急喘起反應

第二次發生錯誤，很巧地也是發生在軍醫院，只是地點轉到了新竹的急診室，那是在護校四年級。早上十點多只有兩位求診個案，我正在整理物品時，突然醫官把我叫去，手上拿了一瓶一西西的藥物對我說：「同學，將這瓶藥幫那位老先生打一下，IM（肌肉注射）喔！你打完就可以請病患回家休息了。」我接下藥物後，不敢、也沒有勇氣問要打多少劑量，於是就整瓶打完，請病患返家休息。

約過了二十分鐘，老先生由他太太陪同，匆匆返回急診室，只見病患滿臉通紅，上氣不接下氣地對醫官說：「醫官，我在公車站等車的時候，突然好喘、呼吸好快、全身好熱、不舒服，是不是剛才打錯針了？」

醫官趕忙回頭問我：「同學，剛才那支藥你打了多少？」

「一整支。」

「那是Atropine！只要打零點四西西！不可一西西全部都打完，你……」

醫療人員都知道Atropine是一種解痙劑，有一定的注射劑量，如超出就會有口乾、口渴、臉潮紅、高血壓、呼吸加快等副作用，而我打了一整支，當然病患會如此難過，差點要了他的命。那一刻，我真的是嚇到了，看到病患這麼喘，這麼不舒服，我想這次一定完了、一定會被處罰，如果病人發生意外我該怎麼辦？害怕的眼淚就這樣不自主地一直流下，還好醫師沒再責備我，緊急處理後，他叫我陪伴在病患身邊，每十五分鐘為他量血壓，直到症狀改善為止。當病患可以出院時，我整個人真的虛脱到不知是如何回到家中的。

體會護理的神聖 不能掉以輕心

經過這兩次的錯誤，我深深體驗到生命是如此脆弱，生死真的在一瞬之間，我也了解護理神聖的工作絕不能馬虎、不能掉以輕心，因為生命不可能重來，唯有用心、專心，加上警覺心、愛心與耐心，才能提供所有病患更好的照護和促進他們的健康，所以一直到現在，我再也沒有發生過任何給藥錯誤了。

現在的護理工作都設有相關規範，為病患安全把關，同仁應落實工作步驟，一旦稍不留意就可能會將病患推向危險的邊緣，萬一又發生嚴重傷害時，內心罪惡感更將伴隨於護理路上！

四、當無常來敲門

當負責照顧病人的護理人，
突然遭逢無常，
角色反轉，變成受照顧者，
身為專業護理人，
會用什麼樣的心情來面對？

提早的禮物

大林慈濟醫院內科加護病房專科護理師 陳俞彣

當初剛接觸護理，還記得第一次參與學校實習是在婦產科，步入病房、穿上實習服，既興奮又害怕。

猶記得當時照顧一名婦科病患，因陪同她進行子宮肌瘤切除，得以進入手術室，換上手術衣，看到了所謂的無菌消毒、刷手、還有流動護士和執刀醫師合作無間的默契，我卻因陌生環境而緊張得腦筋一片空白，差點汙染手術檯的無菌區。

然而，現在的我是一個加護病房的護理師，也是一個新手媽媽，正在學習如何照顧一個嬰兒，且是一名早產兒。

記得懷孕初期，看到超音波內的雛型，一則以喜一則以憂，開心的是我要當媽媽了，擔心的是孕期順不順利？我定時接受產檢，掌握小朋友的健康情形，同事們也注意讓我不搬重或小心不被病患踢到等等，因為肚裡是小壯丁又是牛年生，一起分享喜悅的同事還暱稱小朋友「牛牛」。

巴掌小子提早到　牽掛愛子淚先流

懷胎第二十五週時，一日凌晨，頓時急劇腹痛，讓我想起學姊的經驗，警覺我要生產了，撥了通電話向產兒科病房護理人員詢問，他們建議我立即到急診求援。我告知好友、先生後，自己由宿舍步行至急診，並馬上至產房檢查與辦理住院。隔天，許多同事知道我安胎住院，都到產房探視我，我笑說牛牛跟媽媽一樣活潑好動，看著測量胎心音的機器，期許著能安胎成功。

然而，夜裡無預期的一陣巨痛後，牛牛突然誕生，也讓產房的護理人員手忙腳亂。因為早產，體重只有七百公克，牛牛被送進了兒科加護病房。我在家人及朋友的陪伴下，鼓起勇氣探視牛牛。保溫箱裡，小小身軀上連著靜脈留置針、鼻胃管、許多的監視導線，還有嘴上置放氣管內管，還有呼吸器幫助他呼吸。摸著我手掌一樣大的身體，滿是心疼與不捨，眼淚不自覺得就流下來了。

我出院後回到宿舍坐月子，希望陪小孩度過最緊急的七天危險期。之後回到屏東老家，坐月子期間，屏東、醫院往來不下數次，若無法到醫院就以電話了解，更常看到準備好的小小衣服，想到孩子不能回家，總忍不住流了不少淚，大概所謂的產後憂鬱症都是這麼來的吧！

加護病房專師　新手媽媽基礎學起

牛牛住院期間，因有早產兒的開放性動脈導管（PDA），兒科加護病房張守治主任不斷向我解釋目前病情進展。護士除了照顧到牛牛之外，也會顧慮到我的感受，告知我基本照護知識；包括餵奶、沐浴……等等，很多人笑說這很簡單，但對習慣護理大人的我要去對一位早產兒做這些事，實在是有莫大的恐懼。

到小兒加護病房，才發現所有看似簡單的動作都需要學習。牛牛脫離鼻胃管，第一次讓我餵奶，是在保溫箱中，我用手撐住他的小身體，讓他一口一口喝，約二十西西的奶量，我卻餵得很緊繃。慢慢地，牛牛可以離開保溫箱讓我抱在懷中，餵奶也終於比較上手。也記得第一次幫牛牛洗澡時，沒抱過小孩的我害怕不小心將他弄傷，都是小兒加護同仁慢慢指導我，反覆幾次才勉強完成。

慈母愛子　更懂家屬心

牛牛出院後，我慢慢揣摩孩子的喜怒哀樂，也常常因自己是護理背景，加上擔心孩子健康，而要求家人要學會注意氧氣量、血氧濃度、心跳狀況……等醫療常識，甚至對長輩有不禮貌的語氣，常引起不必要的小紛爭，有時還需要先生從旁解讀及體諒，適時的開導才漸漸地把我從憂鬱拉回正常生活。看著牛牛漸漸脫離氧氣的依賴，食量慢慢增加，就是對我們最大的鼓勵。

從事護理總年資已邁進了第十二年，回想當初畢業時滿懷期許，幾經考量後選擇走急重症這條路，到現在初為人母，因為牛牛，讓我更能體會病人家屬所感受到的焦慮及痛苦，讓在加護病房工作的我多一份體諒及同理心，去照顧好病人及家屬，讓他們心安，在這個歷程當中，平和走過。

正向的力量

臺北慈濟醫院門診護理師　陳宜君

如果沒有SARS就不會發現自己生病，也可能不會堅持走護理的路！

二〇〇三年，新興傳染病SARS（嚴重急性呼吸道症候群）肆虐全球，那年爺爺中風住院，前往探視的我，前腳剛踏進醫院，就因發燒直接被帶往急診隔離，心裡無助惶恐，直到篩檢結果出爐，排除染SARS，才放下心中的大石。鬆下緊繃後開心不已，醫師叮嚀白血球值異常需再追蹤的事，早被我拋到九霄雲外，直到回臺北馬偕醫院胸腔科複診，醫師將我轉介血液腫瘤科安排進一步的骨髓檢查時，我才感覺到事情的嚴重性！

檢查報告證實我罹患急性淋巴性白血病，即俗稱的血癌，那年我十七歲。來不及逃避，沒有機會做選擇，就開始接受化學治療。

轉彎回頭念護理

第一階段化療在我身上唯一出現的副作用就是掉髮，看似順利的療程在結束前有了變化，不明原因小腸穿孔造成腹膜炎引發敗血症，昏迷三天、接受兩次手術後，再張開眼睛時，多了無數的點滴、管路及儀器纏繞在身旁，而這些都是我賴以維生的「必需品」。在加護病房的日子，我嘗盡所有病患可能有的苦及無助。那時我必須依靠呼吸器維持生命，無法隨心所欲用口語表達不適及需求，書寫成為與外界唯一的溝通方式，從活動自如到臥床，一點力都使不上，傷口的疼痛使用嗎啡止痛劑也無法壓抑。

原本生病前就是念護理科，生病時怕體力無法負荷，和父母討論後決定選擇其他科系；誰知道，在治療期間，我受到許多醫療人員的照顧跟鼓勵，讓我決定還是當個護理人員，像這些照顧過我的醫護人員一樣。

因為生病，我感受到家人的愛永無止盡、朋友無限的關懷，也接觸到許多宗教，但對於慈濟印象最深。當時在臺北工作的靖媛學姊，下班的第一件事就是到醫院陪我聊天吃飯，中秋節時還特地準備柚子、月餅和卡片陪我度過。初次見面就以真誠、無私奉獻的心付出關懷，是我對慈濟人的第一印象，也是吸引我在學姊的接引後投入慈濟的動力。積極參與志工行列後，使我更熱愛這大家庭，重返校園的我，創立慈濟青年社，邀同學一起走入這菩薩道，在慈青的生涯中參與各式各樣活動，從中學習、體悟到許多道理。

圓願職志合一　考量體力選門診

第一份工作就選擇到慈濟，因為能把職業和付出助人的願力合一，是我一直嚮往的。尤其經歷過生命的無常，我夢想能夠成為偏遠地區、急重症單位的醫療成員。畢業後曾回到花蓮慈院合心六樓的一般外科病房工作，這期間，能夠跟病人的良好互動是我工作的動力，但輪三班的制度，卻是我身體、體力上無法克服的難題，所以，最後選擇回到臺北，到上班時間較固定的門診，繼續服務病患。

臺北慈院的門診量讓我上班時間頗為忙碌，在忙碌中要做到上人所說的法，其實沒想像中的容易，此時才明白上人期許慈青「學習與各式各樣的人相處」的意義。在這樣的環境下真的讓自己的心磨得更圓融。雖然當初立志當加護病房護士的願無法完成，但也很歡喜，因為門診同事間就像家人一樣互助，關心彼此。

二〇〇九年八月做超音波檢查時，無意間發現腹部有大量腹水，當時心情怎麼都無法平靜下來思考，感恩院部主管專程安排會議討論病情、詳細的檢查，單位主管在排班上的協助、放下繁忙的公事陪著我做檢查，學姊的擁抱讓人很安定，同事也願意放棄自己的休假來補我缺，甚至在下班後留在醫院陪我度過每個夜晚。

生命的長短無法掌握，但我的病教會我，我可以掌握生命的樣態，要寬、要闊、要深、要厚。生病前，我的個性是凡事都要計較到有個對錯、輸贏，說話也口無遮攔；生病後到現在，我能懂病患痛苦、孤寂和無助恐懼的心。

現在，我的待人處事多了善解與包容，更不忘要調和聲色，不去比較、計較，把握當下的因緣，做就對了！這也讓我想起上人的法語，「一念無明生，萬惡因緣隨；持一念淨善，福聚智慧生。」曾有志工師姊說：「宜君很堅強，但她才二十五歲，不應該如此堅強。」我想這是不捨之心，但我感恩。我覺得我身旁的每一位都是我的貴人，有許多人當我的後盾，支持我！不管家人、朋友或法親總是給予我無數的祝福，也許是經歷過死亡現前的人生，所以每當考驗來臨時，就是學習轉念正向思考的時候，是這樣的正向力量一直陪伴著我度過每個關卡。

加護之愛——「加」倍呵「護」的愛

臺北慈濟醫院外科加護病房護理師　黃春琇

《第一次親蜜接觸》這本書是網路上著名的小說之一，書中生病的女主角最後的結局是無可避免的死亡，而我，卻得到老天爺的垂愛幸運地活下來；但換來一身病痛及須終身服用藥物，讓我痛苦不已，每天都在想何時才可以解脫。

我本身是高雄人，從事會計事務工作多年，是母親生病之後，當護理人員才變成我的願望，因此重拾書本考取護專。珮蓉督導是我們當時「護理行政概論」的老師，常常在課堂上以慈濟醫院為例，說了好多感人的故事，讓我夢想成為慈濟的一員，尤其，想當個加護病房的護理人員。

三年前，我終於如願進入臺北慈濟醫院；踏入慈濟的那一刻，有如夢想起飛的同時。我對生命有了不一樣的看法；我不再想著何時解脫，而是想著——如何為更多的人服務。

進入慈濟這個大家庭後，我認真的過每一天，希望我的生命不要留下任何空白，卻忘了我自己的健康情況，直到身體發出嚴重的抗議。

因我隻身來到臺北工作，所以這段時間，單位的學姊們常常在晚上下班休息時，還陪我到急診室掛號，等病情穩定，再騎車載我回宿舍休息，雖然我只能口頭表達我的感謝，但這一分的溫暖深深地坎入我的心中，一輩子也不會忘記。

其實，到醫院工作以前，我消極地告訴我的病：「你殘忍地找上我，我認命，你愛怎樣，就怎樣吧！我不會抵抗。」所以過去我當自己沒生病一樣的不去看醫生，不追蹤病情變化。直到進了臺北慈濟醫院外科加護病房，我才開始重視生命，才懂得要愛惜自己，在學姊時時關懷與鼓勵下，才開始治療。

從躲避到接受　洗腎也能堅守崗位

然而，命運好像一直在捉弄我似的，身體抗議的程度已經不是我可以控制，連主治醫師洪思群醫師都再三勸我要開始洗腎，但我就是不要洗腎。

拒絕洗腎，因為我心裡有很深的恐懼，我怕，怕長期洗腎就無法繼續留在單位照顧病人，在外科加護病房服務的七百多個日子，是我人生中最快樂、最踏實、最有意義的一段，我不想失去這些朋友，更不想失去照顧病人的能力。

所以我開始逃避去看醫生，甚至連看門診的勇氣都沒有了，但「一道高一尺魔高一丈」，洪思群醫師採用「人情攻勢」，先請護理長來當說客，接下來是志工媽媽及督導們都來當說客；我的心起伏不定，到了晚上會偷偷掉眼淚，只因為我太害怕，真的不知道如何決定自己的治療。主管們居然沒放棄，繼續四處找尋說客的人選，最後派出王牌——藍冑進醫師。一開始我想，有這麼多說客，照護年資加一加超過五十年來說，我都沒有答應洗腎，何況只是一位醫師而已。誰知道藍醫師只說了短短幾分鐘，就把我心中所害怕的事情給戳破，也告訴我即使接受透析，也可以繼續在病房服務。我開始真正面對洗腎帶來的不適及不便。

為了洗腎，我接受植管手術，然後開始去接觸所有洗腎的資訊及相關技術。了解後，我發現自己不排斥了，但不代表我是喜歡它的。

感謝身旁所有人　請疾病停下腳步

這一次因病假休息了一段時間，讓我感到很窩心的是，我們家的護理長陳依萱真的很好；住院期間有空就來看我，甚至我已經回到家休息，她還是會打電話問候我的情況，讓我「感動到不行」。還有，單位的學姊們，非常謝謝你們幫我，讓我在沒有煩惱的情況下安心休息。

而且，這一次，我的妹妹特地來照顧陪伴我，手足之情也讓我感動不已。

對於慈濟的認識越深，對於外科加護病房越有感情，反而覺得越遺憾，遺憾的是為什著命運讓我這麼晚走進臨床？不過現在身在慈濟，有許許多多關心我，照顧我的人，我期望自己能恢復健康的身體，為更多的病患服務。我要一直繼續照顧病人，直到去陪伴媽媽為止。

現在，我對我的疾病說：「我想要有更多的時間揮灑我的力量，盡心照顧病患，也要好好地愛我身邊的人，請妳停住妳的腳步，讓我可以擁有更精彩的一生。」

加護病房的生產日記

臺北慈濟醫院小兒加護病房護理長　陳似錦

因懷孕四十一週，已超過預產期七天，我抱著喜悅的心情來到醫院催生，因為不久之後就可以與我期待已久的寶寶見面了。二〇〇七年八月九日凌晨四點二十五分，在婦產科李裕祥主任的接生下，女兒順利地出生。

因為女兒出生時吸到胎便，讓我期望中的第一道哭聲遲遲未能聽見，我躺在產檯上緊張地望著小兒科醫師為她做緊急的處置，當時真恨不得我可以馬上跳下產檯加入他們的行列。

直到寶寶膚色開始轉為紅潤，小兒科醫師告訴我情形已穩定，但是必須送到小兒加護病房觀察；心想女兒要被送到我服務的單位，所有的同事們都會幫我好好照顧她，心中的大石頭頓時也就放下了。還想著趕緊小睡片刻，體力恢復後我就要去餵她喝母奶了。

原本沉浸在歡樂的氣氛中，我先生也準備將這個好消息傳達給家人的時候，突然間，我開始嘔吐，當嘔吐造成身體用力時，我感覺到有大量的血液湧出體外，憑著醫護人員的直覺，知道這樣的出血是不正常的徵兆。一場意外，與死神拔河的歷程就此展開。

同仁全力救援　昏迷後轉醒

我先生緊急通知護理人員及李裕祥主任，李主任還來不及休息便馬上趕來為我止血。距離產後半個多小時，從凌晨五點開始，我的出血狀況一直沒有辦法有效的控制，值班醫師還有正在探視其他產婦的楊醫師，及原本開開心心要來探視我的多位護理長與督導，看到這樣的情形，也紛紛伸手支援，希望找到有效的止血方法。

但是，出血狀況依舊，我的血管已經萎縮到無法打上針，所以緊急請了麻醉科主任來裝上一條中心靜脈導管，以利大量輸血。歷經約三個小時的大量輸血急救，仍然止不住出血，而此時我幾乎量不到血壓，心跳高達一分鐘一百二十次，人也慢慢地陷入昏迷。

事後得知，李主任在當下心裡掙扎著是否要進開刀房尋找出血點？讓我挨這一刀值不值得？不過眼看這個血似乎是止不住了，於是決定將我送進開刀房，十分鐘之內，手術室便完成了緊急開刀的準備，婦產科楊濬光與陳國瑚醫師也前來協助，三十分鐘之後手術結束，我被轉送進加護病房。

進了加護病房，除了婦產科，參與搶救工作的還有血液腫瘤科與胸腔科等，總計輸進了約一萬三千西西的血液、血小板、與代用血漿，直到下午，我的出血情形才逐漸獲得控制。

心繫愛女不敢睡　感恩眾人齊祝福

此時的我也慢慢地醒了，因為插管戴著呼吸器的關係，我必須用書寫的方式來傳達我想說的話。醒來的第一件事，就是掛念著我的寶貝女兒，我在紙上寫著「小孩現在怎麼樣了？」美華督導告訴我：「寶寶有那麼多的阿姨照顧她，妳不要擔心。」單位的同仁們也貼心地用最快的速度，將寶寶的照片貼滿我的整個病床，讓我能隨時看到我用生命換得的寶貝女兒。

秋鳳主任要我好好休息，但是我在紙上寫著：「我不敢睡，我怕睡了會一覺不醒」，因為心中恐懼，擔心一旦閉上眼睛，就會無法醒來。感謝在花蓮參加會議的蔡勝國院長，將我的狀況在第一時間向上人報告，蔡院長回到醫院後來探望我時，也帶回上人的祝福。

李主任因為一夜的辛勞，再加上早上沒有服用甲狀腺的藥物，在低血糖的狀況下，幫我開刀之後，就因體力耗盡昏了過去。李主任在體力恢復醒來之後，第一句話問的就是：「似錦現在情況如何？」雖然本身身體已經非常不舒服，但心中掛念的仍然是病患，這一刻，讓身為護士的我，親身體會到有這樣一位將病患放在第一位的醫師，真的是病人的福氣，我心中真的是感動萬分。

我在加護病房最關鍵的危險期，除了有醫療團隊跨科的整合醫療，還有許多護理同仁在下班之後，自願留在加護病房協助照護的工作，及許多的懿德媽媽虔誠地為我祈福。我在三天之後，狀況已較穩定，可以轉到普通病房。

當我第一次親手抱著我的寶貝，與她眼神交會的那一刻，我深深地感受到初為人母的喜悅，覺得這一切辛苦都是值得的。

醫療志業即是為了搶救生命、守護健康，用耐心、愛心、恆心來完成。感謝身旁的臺北慈院醫護同仁，讓我體會到重獲生命的喜悅，讓我能有機會雙手懷抱女兒，擁有養育另一個生命的喜悅；臺北慈院醫護人員為病人拔除苦難的使命感，我感受到了！也相信每位為病所苦的病患，都能及時得到愛的醫療與照護。

與死神交會剎那

大林慈濟醫院心蓮病房護理師　**劉麗慈**

從來就沒有這麼深刻的體會什麼叫做「生死一瞬間」和「奇蹟」！即將要生產的我，二〇〇九年五月十五日下午覺得腹脹不舒服，感覺整個肚子快要掉下來，到了晚上撐不住了，只好掛急診，從這一刻開始，我便與死神搏鬥……

當醫師告訴我：「已經開四指了，立刻辦住院」時，心裡不解地想，真的要生了嗎？可是跟學理上的徵兆沒有相符合啊！經歷了莫名其妙的陣痛、上腹痛，產程一直沒進展，醫師告知為免危險必須要剖腹產，痛到不行的我一口答應了，五月十六日早上，終於把「大熊」生出來了。

可是，「生完了，為什麼肚子還是這麼脹、這麼痛？」醫師說我的三酸肝油脂高達九千多，我只覺得這數據是天文數字，後來一連串的會診似乎仍沒什麼改善，而身體的不適讓我變得煩躁，只希望每個症狀在最快的時間得到緩解，腸蠕動針劑、軟便塞劑都用了，但是一點作用也起不了，後來我要求放鼻胃管和肛管，心裡盤算著由上、下分別引流、排放出來不就得了，為什麼這麼簡單的事不趕快進行，心裡實在生氣。

生命稍縱即逝間　最需醫護施援手

十七日當天，我越來越不舒服，越到了晚上，我喘得越厲害，到十點多時，我喘得無法入眠，再也撐不住了，我心想再這麼喘下去，應該撐不過今晚了……

到了半夜，醫師終於來了，看見醫師彷彿看到一道曙光，醫師告訴我到ICU觀察比較安全，需要on CVP，那時的我還算鎮定，但是心裡想著「ICU」、「CVP」、這些道具不是我平常用在照顧病患身上的嗎？現在我必須靠他們維持我的生命！

到了ICU，工作人員圍了過來，on A-line、上lead、換NRM、on CVP……那時還真的什麼都不怕，覺得要跟他拼了！後來我被送去做全身電腦斷層，才知道元兇是「胰臟炎」，必須立即開刀，不然有生命危險。此時，所有的事全都湧上心頭，一邊擔心著萬一沒命，我的家人、我的小孩、我的先生怎麼辦呢？我還沒寫遺書、我還有好多事沒做……心情浮躁得很，那時只想快快解決，若有體力，恨不得自己走去手術室了！

當我醒來時，身上多了Endo和三個引流管，那時候，頭腦空空什麼也沒想，會客時間是我最期待的時候，因為很多同事會來看我，跟我說話，看著同事為我做的大熊海報，真是感動，看著大熊幸福、福氣的臉，我心想，他應該不會是單親小孩吧！

日子一天一天過，因為肋膜積水的關係，又on上一條pig-tail，真是痛死了，痛得心想為什麼不把我打昏呢？當我越來越清醒時，我越躺不住，越是期待轉出ICU，每天等著醫師來，等待的日子真是漫長……

五月二十七日終於出關了，病情漸有起色，拔了TPN和那臺笨重的pump，我的活動越來越自在，開始學走路，想不到雙腳變得軟綿綿，但也多虧了師姊、同事幫我按摩，不然可能換來一張跌倒事件報告單。

珍視病人疼愛自己　才是好護士與好媽媽

回想起來，真是驚險萬分的過程，關關難過關關過，真是萬幸！一個多月來麻煩了很多人，感謝幫助我的醫師、關心我的主管、照顧我的護理同仁、幫我按摩的志工和陪伴我的心蓮夥伴。

自己徹底地當過病人，才體會到不論管路有多細，在身上都是很不舒服的，翻身擺位舒適更是重要，動作要輕柔，因為這一些小動作都牽動了病人的舒適與感受。病人真的很辛苦，經歷這一場大病，我更能體會到病人的心、病人的苦，我想日後照顧病人，我更能貼近他們的心情，了解他們的需要，當然我現在必須要有健康的身體，才能照顧我的寶寶，儘快回到工作單位照顧病人。

註：ICU：加護病房，on CVP：裝上中心靜脈導管，on A-line：裝上動脈導管，上lead：接上心電圖，換NRM：換上氧氣面罩，Endo：氣管內管，on pig-tail：裝上膀胱引流管，TPN：全靜脈營養治療，pump：輸液控制幫浦。

珍惜眼前所有

臺北慈濟醫院護理部書記　王雅貞

「失去了，才懂得擁有的快樂！」

畢業後在北部的醫學中心服務兩年多，因為對於護理感到疲累倦怠，考慮轉換跑道，休息了好一段時間，不知該為下一人生階段做何選擇時，剛好臺北慈濟醫院準備啟業，心想還是繼續當護士好了。誰知無常卻找上門，讓差點失去性命的我，現在已懂得珍惜眼前擁有的一切；原來，能當護士，很幸福！

紫質症（Porphyria），每三十萬人中有一個會罹患這種遺傳性疾病。至今全臺灣確診的患者約三十人，而我偏偏是其中一個。

原本在外院一般外科病房服務的我，在二〇〇五年進入臺北慈院的骨科病房服務。臺北慈院開院的忙碌使得時間過得飛快，就診一兩年後，醫師高度懷疑是遺傳性的紫質症，但因為疾病罕見難以確定，心裡還希望是醫生搞錯了，一直到二〇〇六年三月時正式收到我的重大傷病卡與文件證明的那一刻，心情彷彿跌入谷底，久久無法接受事實！

記得當全家人到門診接受基因檢查，醫生向家人解釋我的疾病時，一向堅強的爸爸，忍住哭泣卻表現出憤怒不已，頻頻責怪自己遺傳了不好的基因給我。

確診後，我積極接受治療，每個月定期接受藥物注射，只想著能減緩症狀，延緩疾病的進程。這段時間的生活一切照常，只是每個月多了這一件重要的事。感謝八B骨科病房的同事們，每月配合我治療時間補位工作，讓我請假住院，也謝謝八B護理長對我的照顧及體諒。

接連噩運　發出病危通知

因所服用的藥物會破壞血管，當我的血管被破壞到找不到血管時，不得不選擇裝人工血管（Port-A）來治療。誰知八月裝人工血管，十月份就發生藥物滲漏，只好在十一月份接受裝第二次人工血管。當時我心想，以往在臨床上看過很多裝人工血管的案例，都很順利，怎麼我會如此倒楣呢！

誰知在第二次裝上人工血管後，二〇〇六年十二月二十一日那一天，成為改變我命運的日子！

當天小夜班下班後，我突然發現自己發燒，接著發抖、寒顫，於是到急診去，漸漸意識混亂，因氧含量下降，據説開始「胡鬧」，於是被送進急救室。清醒後發現自己被裝上觀察生命徵象的儀器，接著一直嘔吐，吐到沒東西可吐，醫生説我可能是紫質症發病，於是隔天早上住進病房治療，誰知下午時竟忽然昏迷，立即被插上維持生命的氣管內管，就這樣昏迷了五天、昏迷指數（GCS）三分，昏迷中發高燒、抽搐、血壓下降，因我的病情有很多藥是禁忌藥，所以緊急轉往之前主治醫師所在的醫院。就這樣住進了該院加護病房，插著氣管內管裝著呼吸機，可是血壓持續下降、橫紋肌溶解、胃出血、肝功能指數高、血小板減少等合併症一樣也不少，還引發了敗血性休克，醫院發出病危通知單。傷心不已的父母，已幫我準備了後事……

很幸運地，五天後我甦醒了，在加護病房住了共九天，而清醒後的前四天只能用痛苦來形容；我完全不記得昏迷時的事，只知醒來後四肢被綁住，插著氣管內管無法表達，連呼吸都覺得很累，尤其是拔除氣管內管時，痛徹心扉，當下才知當病人的感受，若有護理人員的溫柔與尊重該有多好。

在加護病房的我，一直被認為意識不清。其實，我只是無法表達而已，這段時間護理人員說的話和做的事，我都記得一清二楚。事後，我藉此反省自己，或許這場病正是我的另一種體驗，我不僅是護理人員也是病人；護理人員的辛苦、忙碌及無奈，我都能了解，但病人真的需要被好好的對待，不論他是否清醒。也很感謝這段期間遇到很好的護理人員，對我很照顧。

感受失能痛　體會復健苦

九天後我轉到普通病房。天啊！我居然無法動了。插著鼻胃管、導尿管、戴著氧氣罩，我無法接受這樣的自己！以前是我幫病人插導尿管、鼻胃管灌食，為什麼現在我變這樣！更慘的是，我居然無法說話，只會發出單音；我頭腦是清楚的，想說卻無法表達，我好痛苦，不知如何是好。當時所有的人都以為我傷了大腦，變傻了什麼事都不知道；再加上第一次坐起來時，竟無法坐著，立刻往前傾，此刻才意識到自己有多嚴重，除了可翻身外，其餘的功能全失去了。

醫生說我傷到了小腦，失去平衡感，肌肉與運動的協調都受到損傷。

聽了這些話，我哭了，心情很複雜，感嘆自己怎麼會有如此下場，為什麼一切都變了？為什麼如此嚴重？有太多太多的疑問在我心中。接下來的一切使我無法想像，我做任何事都很累，復健、説話，連呼吸都很累，無法去想其它事，根本無暇去想到以後。就這樣，我在醫院住了一個半月後，坐著輪椅被推回家。猶記得出院當天，我一見到日光居然頭暈，回家路上我在想，接下來的路才是最重要且艱辛的。

以前，我常鼓勵病人，回家要好好復健，當自己有了同樣的遭遇，才知道這有多麼辛苦！我回家後，幾乎完全不能動，連站著都很累，每天只能躺在床上，食、衣、住、行，皆需依靠別人照料，吃飯、洗澡完全依靠媽媽，總覺得對不起媽媽，長這麼大還這樣麻煩她。現在，我終於能體會中風病人的感受了！即使是小小一步路，走起來卻多麼困難。以往，在骨科病房時，總覺得為什麼病人復健過程久久沒什麼進展？現在我終於懂了，對健康的人來說，走路很簡單，但對行動不便的人的確非常困難，那種無能為力和恐懼，一定要遇到才能了解。

家人不放棄　力從谷底往上爬

我從「罰站」開始訓練自己，每天站一分鐘，漸漸增加為五分鐘、十分鐘，期間，即使走路仍要用助行器輔助，出門需人陪有人扶，每次只要一出門就勞師動眾，輪椅、助行器還需人扶上車。就這樣，我幾乎在家躺了兩個多月，常常會埋怨大吵大鬧，總覺得為什麼讓我醒過來，卻要受這種苦！我想過輕生，但我居然連輕生的能力都沒有，因而我自暴自棄不想復健，而當我發現連寫字的能力都失去後，更是打擊，因而更沮喪，有將近三、四個月的時間，我無法拿起筆，我不想讓人知道我無法寫字，所以我逃避、退縮。很慶幸家人朋友不放棄地鼓勵，才使我堅持了下去。

返家休養兩個月後，在家人扶持下，我已會走路了。我覺得回家後的照顧，是很重要的，需要全家人的互相配合及包容。我很幸運，父母沒有放棄我，還無微不至地照顧我。經過這段時間，我才真正體會到親情的可貴，家人及朋友的鼓勵支持，讓我體會到至少我還活著、還年輕，只要我努力，一定會再站起來的。醫生說我是可以恢復的，只是需要時間，雖然這段路會很辛苦，但我一定要繼續加油努力，才不辜負大家的期望。

生病半年後，我回到了工作崗位，因我的行動還不是很方便，走路搖搖晃晃，尚未恢復平衡感，精細動作也無法做到，根本無法回臨床工作，感謝秋鳳副主任對我的幫助，讓我到護理部擔任書記。這一切對我來說太殘忍了，覺得自己像個廢人似的，許多事想做但動作就是做不到，我想秋鳳副主任應該也是下了一些賭注吧？老實說，我剛至護理部時，對這份工作性質很不能適應，身體也無法負荷，光從宿舍到醫院這段路，我就沒辦法，要感謝朋友們每天早上一路陪伴我走這段艱辛的路；也謝謝八B病房的佩儀學姊，在我下班都陪我走回宿舍，對我幫助很大。

我不斷告訴自己：「一定要熬過去！」除了不辜負大家對我的期望，

也不時勉勵自己，不論如何要撐下去！說真的，好苦哦，剛開始常跌倒，工作也不上手，不過我告訴自己，不論做怎樣的事都要盡力去學習，在什麼樣的崗位就盡力做好，只要努力，我相信是可以的。

咬牙熬過黑暗路　心境更寬更惜福

一路走來，要感謝的人太多了！

現在的我，進步不少，感謝大家的鼓勵幫忙，使我能堅持到現在，還好當初沒放棄，我很珍惜現在活著且還有工作的機會，使我做事時無形中恢復不少，現在雖走路還是有點不穩，但至少可走了，能活動的感覺真好，至少自己還是有用的。

把每件事當一種學習，樂於去完成，何嘗不是另一種體驗，或許會有些不如意，但轉換心念，就會發現其實也有快樂的，我相信我都有辦法，大家也都做得到。

期許自己能繼續勇敢往前走外，也希望臨床上的同仁，面對事時，能改變心態去面對，正面去看待，就會發現有許多值得我們去珍惜的。最後向照顧過我的護理人員說聲感謝：「沒有妳們的照護，不會有現在的我，我要告訴為我加油的人，謝謝妳們，我會繼續堅持的！」

能好好活著，努力工作，感覺真好！

五、心靈轉彎處

臨床照護生涯，歷經挫折與逆境難免，
常致心念動搖，灰心喪志；
但一念轉過，豁然開朗，
帶著在過程中學習到的寶貴經驗，
往前邁進……

關山護士的部落格

編輯／花蓮慈濟醫學中心護理部督導　葉秀真

白天的花東縱谷色彩豐富、美麗熱情，一旦夜幕低垂，頓感黑暗寂靜，只剩窗外的蛙鳴聲相伴，沒有繁華霓虹燈、喧囂的夜生活，這是鄉村小鎮的寫照。美麗的背後，存在的偏遠醫療資源不足，潛藏許多危機，為落實醫療社區化、普及化的理念，玉里慈濟醫院及關山慈濟醫院分別於一九九九年及二〇〇〇年因應成立，豎立在花東縱谷線上，猶如兩座醫療燈塔，全年三百六十五天、每天二十四小時燈火通明，守護民眾的健康。

是哪些人願意捨棄都會的繁華，固守在偏遠的山區服務小鎮鄉民？於此請關山慈濟醫院的護理人員們，在搶救生命、服務鄉民之際，擠出時間在電腦前鍵入她們的工作心得，與大家分享。

臺九線上的急診室

關山慈濟醫院副護理長　黃素怡

延平九一：「關山慈濟，關山慈濟，延平九一呼叫。」

關山慈濟：「關山慈濟收到，請說。」

延平九一：「延平九一車上載送一名男性，無生命徵象，目前於車上做CPR，約三分鐘後到達，請貴院做好準備……」，接著院內急診的綠色九號廣播聲響起……所有急診工作人員立即投入緊急醫療，準備搶救一條生命。

這間座落於臺九線上的急診室不大，看診區裡也只有三張床位，分別為急救區、內科區及外傷區，留觀室也只有六張床。每班只有一位護理人員上班，然而，麻雀雖小，但卻也發揮了最大的功能。從臺東市到花蓮，約一百七十公里的路程，關山慈濟承擔了守護臺九線上居民生命的使命，小小的急診室，搶救了多少次的重大車禍及大量傷患、外地遊客食物中毒和山難事件，雖然因著設備及規模不足的問題，有些患者必須要轉至花蓮慈院或他院做後續的治療，但我們搶到第一急救時間，在第一時間做緊急處置及檢查和治療。

致命胸痛　掌握黃金時間

記得有一位居民因胸痛求治，做心電圖發現是心肌梗塞，理論上從評估至檢查到給藥，必須少於三十分鐘，若確定需做心導管手術，從進入急診到打通血管的時間必須少於九十分鐘，因心肌梗塞發作最易引起猝死的危險時段就是發作的兩小時內。

關山慈院的規模雖不能做心導管手術，但讓這位病患在三十分鐘內完成了檢查與給藥，並聯絡救護車轉院，每一分鐘都是在和時間賽跑。之後這位病人回心臟科門診追蹤時，特地至急診室和我們道謝。看到當初因胸痛不適的他，極可能當下就會與家屬天人永隔，如今癒後良好快樂地與我聊天，頓時覺得這一切都是值得的，我想，護理工作最大的成就感就是來自病人的肯定。

在急診室上班，每天都很新鮮，因為不知道會遇到什麼樣的狀況，有感動、有無奈、有歡笑、有不平；當急救無效的病人只剩呼吸器打氣的機器聲，家屬哀泣的陪在病人旁，忙碌的急診卻沒有聲音，聽到的是自己不捨的淚聲。

而面對情緒激動或無理取鬧的家屬，我們雖選擇寬容，心裡卻是不平的。急診室的護理人員，經常一人要同時扮演多種角色，像是警消單位的聯絡者、病患家屬的膚慰者等，還記得有一次經歷一名酒醉病患差點攻擊當班的護理人員，所幸九一的消防人員擋住，才避免一場傷害。對於酒醉或無理取鬧的患者，這時就必須變成健康安全的捍衛者。雖處偏遠小型醫院，仍然堅守急診二十四小時不打烊，就連面對極大的風雨或颱風，也繼續堅守崗位，迎接機動的挑戰。

急診室的護理人員，要時而溫柔，時而強悍，要懂得溝通、懂得傾聽，還要懂得自我保護，對於站在搶救生命第一線的護理同仁們壓力是很大的，然而面對壓力百分百的急診，要如何自我調適更是護理人員除了專業知識外，更要學習的課題。

愛 在關山

關山是個旅遊景點，所以常有遊客因騎腳踏車跌倒至急診做傷口處理，或因在外地水土不服，有腸胃不適的症狀，急診的同仁秉持著親切的服務態度，心想也許就這一次替他量血壓、打針，就這一次幫他服務，即便只是給個發燒衛教單，當他返家後，想起關山的旅遊記，也會想起在這裡有個小小的、親切可愛的急診室。

我的家鄉就在關山，父母歲數也大，不忍獨留二老守候家園，老是依窗盼兒女歸來，於是因緣具足，就在專科畢業後選擇回到家鄉服務。有人問我，為何不到大醫院看看？人多、設備多、醫療資訊發達，但如果每個人都這樣想，只會使得城鄉醫療差距更大。

在偏遠地區服務，護理人員常需一人發揮多種功能，雖然有時會疲憊、會無奈，但人與人之間的互動卻更單純——在這裡，醫護人員單純地只為救人，病患與家屬間是單純的信任，在現今醫病關係複雜的時代，這種互信的感覺更顯重要。四年過去，我依然覺得當初的決定是對的，有幸能在這裡學習做一個全方位的護理人員，雖然辛苦，但不孤單，我的家、我工作的夥伴都在這裡，一起守護這臺九線上的急診室。

因為有我，病人會更好

關山慈濟醫院護理長　王愛倫

我是霧鹿鄉的布農族人，感恩上人的慈悲心，願意在關山設立醫院。以前我的族人每當有病痛時，皆要跋山涉水到花蓮或臺東市區就醫，對他們來說是非常艱辛的，現在有了關山慈濟醫院在此地服務大家，提升了偏遠地區的醫療照顧，雖然並非每種疾病皆能治療，但至少能處理緊急狀況，給予病患轉院前適當處置，爭取生命延續的機會。

在關山慈院服務近四年，經常面臨許多的生離死別，充實的護理工作，難以言喻的幸福及疲憊，卻也從工作中學到更多的專業知識和與人相處的方法，獲得更多慰藉。有多次病人由一一九送來時已無生命徵象，但經過醫療團隊的緊急處理而搶回生命徵象，接著立即協助轉至醫學中心做進一步處理，轉院同時需要隨車護士，而護理同仁們則放棄休息時間，排班擔任特別護士的工作，幫忙轉送病人，這應該也是我們醫院的一大特色吧。

我們都是一家人

醫院雖然很小，但各單位皆能互相協助，像是個溫馨家庭一樣，例如急診室，因為是一人單位，當有大量傷患或者到院前死亡需要急救時，只要廣播代號一啟動，其他單位同仁一定第一時間，義不容辭地迅速至急診室協助，那種感覺，大型醫院恐怕無法感受到吧！

這些年我不只學會如何照顧各類病人，也從工作中學會到互助的重要性及同理心，在這裡不論是護理姐妹們、還是醫檢行政兄弟們，我們都是一家人！

我們醫院同仁會依自己時間，參加東區人醫會於臺東縣境所辦之義診活動，不僅知道還有更多需要醫療服務的偏遠地區，也認識了其他具有愛心的醫護人員及更多默默付出的慈濟人，能參與服務偏遠地區的人民，讓他們有更好的醫療服務，相信是每一位參加義診活動人員的最大成就。

偏遠地區因為年輕人口外流，居民大都以老年人及幼童為主，對疾病知識相當缺乏而常常反覆住院，護理上與都市病人照顧有些差異，像衛教內容及方式等，需盡量用他們熟悉能理解的語言及文化，在這裡對待病人不是將他們當成病人，而是把他們當成自己的親人或朋友，盡我所能的照顧他們，上人說「視病如親」，這也讓我更珍惜人與人相處的每一天。

在偏遠地區服務，有人可能會認為很苦，但我想，在哪裡服務並不重要，重要的是要用心且誠懇待人，盡心盡力的完成每一次的護理工作，看著病人滿意的笑容，我就一點都不覺得苦，反而更快樂，「因為有我，病人會更好」。

護理之路逆轉勝

花蓮慈濟醫學中心護理部督導、慈濟護專五專部第一屆畢業生　王琬詳

「為什麼從臺北跑到花蓮這麼遠的地方來讀書？」

「因為不想忤逆父母的想法，所以順從期望。」

「那妳原本想要念什麼科系？」

「因為喜歡旅行，所以想念大眾傳播系，畢業後當個四處遊歷的記者。」

「不能依著自己的願望走，難道不覺得遺憾嗎？」……

以上的對話內容是五專時期的我身邊最常上演的一齣劇。當初護理並非自己的首選，因此在念書時，對於課堂上老師所教的專業知識大都無心學習，對於成績的要求，也是得過且過，倒是課外活動參與得很熱烈，讓整個專科生活多采多姿，絲毫不因地處偏遠而無聊無趣，也沒時間去遺憾

自己選擇了護理。

社團下鄉行　初嚐服務好滋味

專科時參加社會服務社，每年的寒暑假都會到山地國小舉辦活動，不管是課外輔導或是衛生教育，那種一群人為了共同的理想，一起熬夜寫企劃、想腳本、畫海報和做道具的熱情，至今想起來還很懷念。尤其是看到孩子們因此所展露在臉上的純真笑容，營隊結束後彼此抱在一起捨不得分離、痛哭時的感動，常是支持我們繼續的動力來源。

剛開始參與社團活動時，總認為自己犧牲假期到山上服務，是個有理想、有抱負的青年！然而，隨著參加的次數越多，心裡的這份優越感卻越來越薄弱，因為我突然發現：在這些活動的背後，受益的不是那些被我們服務的人，而是我們自己。從這些活動中，不但可以學習到活動文案的策劃、書寫技巧，更重要的，是學習到團隊合作的重要性，尤其是與其他學校合辦時，要能放下自己心中的我執，與他人心平氣和地合作、互補，其實不是件容易的事。

專科二年級時開始參與慈濟營隊的經驗，讓我永生難忘，受益良多。那時慈濟開始舉辦兒童夏令營，班上導師邀請我們參加，一起為慈濟寫歷史；在活動中有很多我們稱呼「師姑」、「師伯」的慈濟志工一起來陪伴，可是每次活動前清楚說明了流程，誰知卻是「計劃趕不上變化」，營隊狀況屢出，讓年輕氣盛的我們忍不住跟師姑、師伯們嘔氣，認為他們一定是故意找麻煩！

當我們私底下你一句我一句的抱怨時，營隊的指導師父德宣師父推了門進來，輕柔的對我們說：「慈濟是個廣邀天下善士一起來植福田的道場，因為成員來自四面八方，在素質和程度上會有不整齊的情形，營隊的一切活動對年輕的您們來說，是輕而易舉的，但對於從未接受過這類訓練的師姑、師伯們來說，不但要離家多日，過著吃不好也睡不好的日子，還得聽命於您們，也許他們做得不盡如人意，但他們卻都很認真地努力學習，要成就慈濟整體的美，另一方面來說，慈濟的美也就是美在它的參差不齊。」當下雖然很難體會這段話的寓意，卻從此深植心中，在我們每個人的心中發了善解、包容的芽，而後當我出了社會，才越來越能體會德宣師父當年那一席話，對於許多事情多一份善解，不喜與人爭，自然福氣跟著來。

實習體會助人樂 護理原來是至寶

由於護理不是自己最初的興趣，所以在學校上課時，和專業科目的課本都「沒甚麼感情」，最高的指導原則就是能順利畢業拿到及格證書就好了。這樣的生活型態一直到我專科四年級展開內外科實習後，開始起了變化。

那一年的實習生活，因為遇到好老師們的帶領，讓我的技術和知識可以從課本和學校的實習病房裡走出來，實際應用在臨床；也因為病人和家屬的回饋，讓我慢慢體會何謂護理的專業。因此，實習回家後，我不再只往社團的辦公室跑，而是轉到圖書館找資料、查文獻，想要了解病人的臨床表現和書本中所說的有何異同之處，想要給病人更好的護理照顧。

現在回想起來，專四那一年念的書應該遠超過我前三年的總量，實習時經歷的正向回饋讓我發現，原來護理是這麼有成就感的事，原來幫助別人可以這麼快樂，也因此，畢業後我就順理成章地留在醫院裡工作。

剛到臨床時，選擇到外科加護病房工作，因為聽學姊們說，加護病房的護士是全院最有自信的；不但要有深厚的學理根基，也要有俐落的手腳，才能夠處理病人突如其來的情況，與醫師們討論病患的照顧過程。加護病房工作雖然很辛苦，但當聽到醫師說：「把病患交給妳照顧，我很放心。」一聽到病患家屬說：「我的家人（因為有時是照顧小孩）讓妳照顧我很安心。」一或者聽到病人說：「我讓您照顧很開心！」這些正向的工作經驗，讓我越來越慶幸自己當初聽從父母的安排學習護理。

而後因為主管們肯定我在臨床照顧上的能力，拔擢我到門診學習護理行政的工作，「門診」是我想都不曾想過會去的單位，卻在那裡獲得許多初次的新奇經驗，也因此結識許多很棒的學姊；他們默默在工作崗位上認真學習，雖然外界對於他們的工作可能貶多於褒，但在我自己的經驗裡，門診護士卻是最有彈性，反應及應變能力也要很快的一群護理人員，雖然他們大多有家庭，但並不因此失去學習精進的動力，相反地，他們常會把握自己在醫院的時間，盡力地充實自己。

門診工作一年半後，被轉調到一般神經外科病房，這又是一個完全不熟悉的工作環境，不管是病人的屬性，或是護理的照顧模式，與前兩個工作單位相較真是南轅北轍，學習起來有些吃力。還好，主管們總是循循善誘地教導我這個護理行政的菜鳥，單位的學妹們也不吝與我一起成長學習。

去年我們為了提昇護理品質，單位以減少住院病患的壓瘡發生率為主題，進行一系列的改善措施，在單位所有姐妹的共同努力下，不但從一百多個參賽的隊伍裡，獲得最佳潛力獎，更重要的是，單位的壓瘡發生率確實因此下降許多，把病人照顧得更好，全體同仁更是以此成果為傲。

現在，偶而遇到即將畢業的學妹們帶著疑惑的眼神說出「畢業後不想當護士」的念頭，我總會和他們分享自己的故事，也請他們給自己一個機會去認識真正的護理。雖說護理的工作有許多不為外人言的辛苦，但想想，別人必須另外花時間去當志工、找機會幫助人，而我們卻可以在工作中就直接地幫助他人，發揮良能，工作上難免有挫折不滿，但能夠從護理工作中發揮自己存在的價值，是人生中很美好的事。

您還在護理世界外面觀望嗎？邀請您勇敢地踏進來，您將發現，自己的生命從這一刻起開始不同。

陪伴蛻變的生命

大林慈濟醫院心蓮病房副護理長　劉千菱

同一件事情總有兩個面；是與非、對與錯、生與死。當事情介於中間的灰色地帶，又該如何思量？如何能在蹺蹺板的兩端取得平衡，讓人找到平衡的支撐點，說服自己或他人繼續朝預定的方向前進；能平衡內心的不確定，需要智慧，更是一個考驗。

阿南是位頰癌的患者，臉上、身上是受盡折磨的傷口，五官幾乎走了樣，腳也截肢了。在外人看來，如果知道自己開完刀、植皮、化療後會變成如此的面容，當初是否會有不同的決定？但若不接受地獄般的磨難，是否就沒有了希望？

阿南為了生存，對生命仍抱持著期待，勇敢接受了手術，一路勇敢走到這階段，得到的又是什麼？答案也許只有阿南才知道。但阿南已經無法用言語及筆談說出真正的答案，因為高鈣血症，加上內心的不安恐懼，「躁動」是阿南的無聲的訴說，訴說無法說出的一切。

他的躁動、不安，讓家人快要失去耐心，照顧者疲累了！醫護人員為防止阿南做出所謂「非適當的動作」，將阿南約束並強迫注射了鎮定劑，最後得到了短暫的休息，我們看到他身心疲憊，身體無法自己控制，無法抓住一絲活著的意義，生命的解脫仍是個未知數，我們看到的阿南正處於兩難之中。

照護上的天人交戰

照顧的醫護人員如我們，在阿南的安全、自主、照顧人力及病情進展上，天人交戰。如何做才是對阿南最好的；要維護病患的自主權，還是醫療上的不傷害原則……等等，這些都是對立又衝突的。

醫療處置上是為了阿南還是為了照顧者，當阿南被約束及注射鎮靜劑醒來後，用力想掙脫約束，人權在哪？阿南犯了什麼錯？要受到如此對待，但不約束阿南，他混亂的抓去管路，拆去紗布，讓傷口流血，有安全之虞……護理人員長時間的陪伴頂多一個小時，但仍有其他的病患需要照顧，心裡想多坐一會兒，但身體必須不自主站起來走出去，照顧其他患者，總有力不從心的感受，護理人員也陷入兩難的困境。

蘇格拉底曾說過：「生命本身不具任何價值，不只是活著，而是要活得更好。」殘破的身軀，恐懼的內心，要如何活得更好？病患與照顧者如何取得平衡，把兩難化為兩相安？

團隊的支持是很重要的，用愛的力量，善的知識去用心體會，試著幫患者找到存在的價值，是我們責無旁貸的。

當心裡想，這麼做才是對病患最好的，但是病患此時或許已走到下一個階段。人生旅途猶如火車一站一站的進程，有人上車，有人下車，照顧者以為病患會在此站下車，但病患已經過了此站到了下一站，照顧者無法與病患在同一個列車上，無法感同身受，因為我不是他，照顧者只能站在月臺上看著列車通過。但是照顧者如我們，仍然能給予陪伴、祝福及支持。

面對兩難，並不是件倒楣的事，或許能在其中省思出事情存在的價值。因為活著，可以試著掌控事情，但處裡的過程有痛苦、有壓力，苦是生命的本質，快樂是在受苦後才得到的，因為有苦才能映襯美好的存在。阿南面對的是苦，照顧者見到阿南也是在受苦，但不能強求阿南的生命要依著照顧者的期待而生存，阿南有自己的生命要完成，誰也幫不了，更不能決定阿南生命何時到終點。

阿南正在從毛毛蟲蛻變成蝴蝶，阿南加油，我們會一直陪伴你。

當爸爸心中的巨人

臺中慈濟醫院內科病房護理師　吳瑋婷

我的職業是一位護理人員，迎來送往，算是我的工作之一。

記得當我還在背誦南丁格爾誓言的時候，老師告訴我：「在疾病面前，我們每個人都將會是病患的小巨人。」這是在身為護理人員的前提之下成立的。老師沒有告訴我的是，當我不只是一個護理人員，還是個病患家屬，而且是一個很不知所措的家屬，該怎麼辦？還能好好當罹病親人的小巨人嗎？

五個多月前，爸爸因為體重一直下降，血糖控制不好，住院檢查，意外發現罹患肝癌，這個大意外重重地打擊我們家的每個成員。母親已於三年前癌症過世，母親生病期間，爸爸總是隨侍在旁，沒有一點懈怠，除了要扛起生活家計的重擔，照顧生病中的母親更是不假他人之手。若說媽媽那時所受的苦有一百分，那麼爸爸的辛苦也是同樣的。

爸爸生病了。很擔心爸爸一個人在家，不知有沒有好好吃飯，好好休息？有沒有人可以好好陪爸爸說說話？最近一放假就趕回臺南，陪陪親愛的老爸，就算只是吃個飯、一起看個電視或講講話也好。有時候我傾聽著爸爸的無奈、接收著爸爸的無助，這些負面的情緒及壓力，偶爾會壓得我喘不過氣來。

也許是連續幾個月的來回奔波，我們姐弟的臉上少了笑容、多了疲憊，連對話也充滿爭執。爸爸看到我們的黑眼圈、我們的吵嚷，他只說：「我還可以自己去醫院做治療，我會自己照顧自己，因為我是這個家的爸爸呀！」爸爸笑笑地說著，我卻哭了。

有一次到醫院看爸爸，在爸爸的病門外聽到哭聲，我整個人頓時嚇住了！就這樣站在房門外跟爸爸一起哭，門裡面的那個人就跟我的病人一樣，難過呀！痛苦著唉聲叫著，全身不舒服到只能放聲大哭，就像一個孩子一樣。

護理白衣　多重角色

在內科病房學習已有些時間，在病房中不乏看盡人間百態。

單位中，同仁一換上護理白衣，就好像變身為戰士一樣。遇見不願配合或是意識狀態不能自主的病患，我們變成「金剛戰士」，必要時給予保護約束，也許難免口氣嚴厲；遇到沒有子女陪伴在身旁的老人家，或是長期受病痛折磨反覆入院的患者，總會讓人疼惜得想抱抱他或是拉拉他老人家的手，很想要說些什麼或做些什麼，緩緩他們的病痛或是心理的疲憊，這時的我們是「溫柔戰士」；面臨癌末患者生離死別的那一刻，我總是告誡自己，默唸阿彌陀佛，穩住自己，病人跟家屬需要妳，努力當個稱職的「平靜白衣」，不再忙著為什麼而戰；只是忙碌的工作步調常讓自己變成

「忙碌戰士」，就算內心有很多複雜的思緒閃過，也常忘了平靜自己的心去同理病人或者家屬的感受……

卸下白衣，在家裡，我只是爸爸的二小姐，我總是那麼理所當然地接受爸爸的愛跟保護，我不知道有一天我也有需要保護爸爸的時候，我真的還沒有學會要怎樣去照顧爸爸，我總是在護士跟女兒這兩個角色間找不到平衡……複雜的情緒常常在家中衝擊激盪。

回到工作崗位上，看到一樣受疾病所苦的病人，內心有很多感觸，捫心自問，自己為病人及家屬做了什麼，我做的是他們想要的嗎？或者他們又接收到多少！我的心為他及他的家人停留多少……

是的！我是一個護士，這一次，我很努力地想要好好表現，想讓爸爸知道我已經是一個可以依賴的大女孩了，想讓他知道：「有我在，爸爸放心！」

尋回照顧病患的快樂

大林慈濟醫院社區健康照護室護理師 郭惠真

三十六歲的我問二十一歲的自己：「護士工作辛苦嗎？」，只聽見年少的自己回答：「好辛苦。」我不免回首瞧瞧當初滿腔熱愛工作的我，到今日，算算已邁入第十六個年頭了。

想當年畢業時還是二十一歲單純的小天使，投入內科加護病房服務，日以繼夜，衝鋒陷陣數年，職場幾經更動，一路走來苦多於甘，危險多於安全。從原本一位懵懂無知的職校畢業生，初出社會，來到醫院工作，中間的辛苦，是可想而知的。雖然以前在學校曾經實習過，但真正成為一份正式的職業後，才發現原來從事護理工作，不是隨隨便便，簡簡單單就可以勝任的。護理工作是一門科學，更是一門藝術，目的在於服務人群，提供專業的服務，使病患在醫院期間身、心皆有完善的照護，更在出院後，能有完善的歸從。

護理的辛苦來自現實的無奈

工作期間所遇上的住院病人，各式各樣，雖然不能說全部看過，但仍接觸到不少。一九八九年到一九九四年間，護理工作是很辛苦的，除了照顧患者所需之外，家屬也是護理工作品質必須考慮在內的重要因素。

記得臺灣那時尚未有全民健保福利制度，老人與小孩看病仍需自費。所以在加護病房服務期間，最怕遇上重病及家貧的患者，當醫師向家屬解釋病情後，家屬便要視家中情況來決定「救」或「不救」親人的命；因此很多子女淚眼選擇放棄治療，也有人四處借錢籌措醫藥費，來面對加護病房每兩天三、四萬元醫療費用的催繳單，但最後卻走上負債償還無期之路。想想這些為人子女，大都陷入親情與貧病煎熬中，無法選擇卻也丟不掉的命運……當時我深深覺得護理工作是辛苦的，辛苦的感覺來自於現實生活的無奈，尤其當家屬前來探視時，總殷殷期盼、細心囑付護理人員代為照顧親人時，那充滿感恩的心及誠懇的語氣，總讓我備感壓力及不捨。

一九九一年，工作的醫院靠海港，常照顧跑船的異鄉船員，護理工作除了一般疾病照顧外，語言的溝通顯得格外重要。但對只有職校畢業的我，是一件吃力的事。

有一天，急診送來一位不明病因躁動的印度籍船員，當日所有的環境介紹及病情解釋，均透過船務公司工作人員使用印度語翻譯給其他船員聽，而一旁的護理人員部分戴上手套、拉上隔離簾替新病人執行入院護理。混亂中隱約聽到簾外的醫師說：「懷疑患者有愛滋，要抽血檢驗是否有愛滋病。」我看到正在抽血的同事臉色瞬間刷白，因為他前一秒正被針扎到手！只記得所有的工作同仁不動聲色儘快處理入院病人所需的基本作業程序後，接下來除了安慰被針扎的同事外，也儘快呈報上司安排一系列檢查及後續追蹤事項。

這是在加護病房工作的第二年邁入第三年，也許初生之犢不畏虎，明知道這一份工作深具挑戰及危險性，依然堅持走下去。

衛教是預防再入院最好的方法

一九九三年，秋、冬冷氣團來襲。加護病房工作邁入第五年，常遇到慢性阻塞性肺疾病的患者，這是一種肺部組織功能改變造成氧氣交換缺陷的疾病。這類的患者常有二氧化碳留滯體內，造成呼吸性酸中毒而引起昏迷甚至死亡情形出現。在這一年裡，我遇見患有這類疾病的一位女士。

工作期間常見到她經由急診室急救後被送到加護病房觀察，每次醒來後第一句話就是說：「醫生、護士多謝」、「又見到您們真好」、「啊！不好意思又見面」、「又來麻煩您們」、「又從鬼門關前走一趟」。遇上這樣的的老病號，最好的預防方法，就是發揮護理工作的獨立性功能，細心關懷患者及衛教家屬疾病的照顧。這樣才是減少他們再度發病入院的根本方法。

一九九四年夏末秋初，田裡的農人忙收成，每個人眼裡充滿豐收喜悅，風中飄散稻穀收成的甜味。但不知為什麼那一段時間常接到喝農藥、吃老鼠藥自殺的患者，歸納原因大部分是因與家人吵架不合、被倒債等，一氣之下仰藥自盡；其中讓我印象最深刻為一名年約二十五、六歲女子的遭遇，她因被上司恐嚇想不開，穿一身火紅衣飾，喝下一整瓶巴拉刈農藥，揚言要報復她的上司。後來經家人發現送到醫院急救，卻已超過急救黃金時期，只能給與支持性療法。許多醫院同事面對她的遭遇都很同情，但大家也很怕照顧她，因為連靠近她的護理人員，都感受到那股濃濃怨氣，尤其面對她那因缺氧面呈青紫的面容、怨恨的雙眼，每位都禁不住背脊發涼，整個加護病房一角，頓時成為靈異世界。

護理自殺的患者很多回，卻頭一次遇上這樣的患者，依照學校所教授自殺患者護理的方法照顧患者，心理上壓力很大，因為必須克服自己的恐懼，又必須面臨患者逐漸凋零的生命，那是第一次覺得護理工作的壓力大過自己所能負荷。

找回初發心

一九九八年，在這一年裡，我陷入生死迷失中，很努力想找出最初對這份工作的感動美好及人生的意義，無奈記憶中的加護病房常常是很多人在人世間的最後一站，大部分都是充滿悲苦貧病的。我常想人生為何來，死為何去？找不到答案的自己最後選擇暫時離開這個工作環境，放逐心靈，重新沉澱自己，至南部就職。

二〇〇一年，農曆過年前，我結束了在南部的工作，背起擱置三年的行囊搭上往臺中的統聯巴士，我望向車窗外景物，試圖擷取最後一絲回憶，但是街道上人來人往，並不因我的離去而有所改變。突然隨身電話鈴聲響起，接到以前工作伙伴的邀約。於是我隻身來到嘉義大林的慈濟醫院工作，工作量雖比先前的醫院多，但精神層面卻是天天豐收，原因是這裡除了工作人員，還包括前來志願服務的師兄師姊。看到他們秉持「無緣大慈，同體大悲」的精神，充滿感恩的心，無怨無悔的付出，讓我覺得照顧病患是一件快樂的事。

在大林慈院護理工作的日子，一晃眼又過了四年；某夜午夜夢迴時，我見著二十一歲的自己問三十六歲的我：「護士工作辛苦嗎？」只聽見心中的答案：「辛苦！但好快樂。」因為在這裡，我找到最初對護理工作的熱誠及感動。

菜鳥變老兵——標準玉里護理人

玉里慈濟醫院護理長　林雪鳳

在玉里慈濟醫院服務已有三年的資歷（註）。想起剛到醫院來面試，當時是專科剛畢業，正要踏入人生的第一步。在來到玉里這小鎮時，就開始懷疑——這種小地方有醫院嗎？心中充滿問號。

那時候的玉里慈濟新院區才正要開幕，而我所看到的是舊院區。心中的期待馬上從天堂掉入地獄……怎麼會這樣？醫院不是要很大嗎？外表看起來怎麼會像個小診所一樣。在經醫矯主任一番解釋、說明後才了解，是因新院區要啟用……所以先招募醫護同仁，預先做準備。

一開始，我並不是直接在玉里上班，而是先被派到關山慈院去學習。分配到的單位是加護病房，很幸運，這是我一開始就想學習的特殊單位。

在關山受訓將近三個月，受訓期間像趕鴨子上架一樣，只要學習到某樣東西馬上就必須要會。因為學姊們都知道在我們訓練結束後，就要開始獨當一面，而未來的玉里慈濟醫院就必須由我們這些毫無臨床經驗的畢業生來為當地居民服務。所以，學姊們就會對我特別嚴厲。

結束關山訓練後，又被調派去花蓮慈院學習一個月才回到自己的醫院來。在外流浪了將近四個月，剛回到玉里，壓力真的很大。因為要開始獨立一人來照顧重症病患，不能再像之前一樣還有學姊可以求救，要獨立承擔一切了！

張院長諄諄教誨　照護品質三年有成

而每天的日子總要上好幾回院長「諄諄教誨」的課程。當時，覺得這位醫師真的太會唸了……不過，被唸到最後總是會有代價。因為，院長的唸，可以提昇我們護理人員照顧病人的護理品質。也這樣被教誨了三年，才有目前的成長。

經由這一次，我才發現，之前的歷程並不艱難。在三個月前，接收到要接受單位小組長的訓練。這是讓我感到痛苦的事，畢竟我的臨床工作經驗只有三年，不適合去承擔這個重責人任。

當然，在這幾個月的期間遇到的都是從未發生過的事。而我知道單位要換主管，同仁們也需要重新適應。畢竟，在同仁眼中我是一位口直心快、言語上容易傷害他人的人物。所以，在接任這職務時，個人的個性及言語方面也在慢慢地改進、學習並試著承擔事物，解決問題。雖然，頻頻碰壁、受挫，無法解決問題，就會開始自責、傷心難過。但，經過督導、主管及同事的加油鼓勵後就會讓我再次振作。要不然，滿腦子只想著要趕快逃離玉里。

這次的受訓也接近尾聲了，往後的日子裡還有重重難關等待著我去面對、適應及努力，這也是成長必經歷程。所以，人們要去適應環境而不是環境來適應人。這樣，人們才會一直在改變、精進並有所進步。

經過這次的考驗，期望往後會更好、更堅強，讓我有勇氣為這家醫院服務並且繼續學習。我也希望自己可以勝任這個職務，被大家認同。

註：林雪鳳於二〇〇三年到任，此為二〇〇六年其接受小組長訓練時的心情紀錄。目前擔任玉里慈濟醫院護理長一職。

六、慈柔白衣心

護理人經常扮演多元角色，
除了進行臨床照護，
培育護理新人，
深化護理教學專業，
承擔行政管理，
發表專業論文，
慈濟護理人還有機會參與海外義診，
而這都是為了提昇護理專業品質，
投注心力……

在邊陲地帶的歡喜菩薩

慈濟大學護理學系主任暨花蓮慈濟醫學中心護理部副主任　賴惠玲

儘管是南非的冬季，二〇〇九年六月的強烈陽光在印度洋海面的反射下更顯艷麗刺眼，和花蓮慈濟醫院的惠君副主任以及淑貞督導，在飯店門口，瞇著雙眼，引頸企盼連師兄的接駁車。

幸運的我們，迷你的慈濟護理四人小組，因為任務所需而分批從花蓮到德本，經過了近二十個小時的陸、空交通時間，終於能藉由出席國際護士大會的機會，和位在南半球的南非志工會合，下鄉深入祖魯族社區學習。

因緣不可思議！四年前到花蓮慈院受訓的外籍護理人員結訓時，祖魯族精神科護士DuDu與我們相約二〇〇九年國際護士大會於地主國南非再見；在多達四、五千人的會場，因為慈濟的制服一眼認出彼此。她知道我們此行將會利用大會空檔時間參與慈濟在南非社區服務，二話不說加入我們的行列，以便協助翻譯；祖魯語雖是南非人的母語；但是南非官方語言多達十一種，因此，貼心的她，再找來一位當地的公衛護士同行。

在開往集結點的路上，連師兄分享著從他移民之初到當今的德本現況，言談間，充分感受到南非慈濟人堅定的意志和過人的毅力！車行至位在市中央鬧區的集結點，遠遠已見一群群體型碩大、皮膚黝黑、身穿藍天白裙，笑臉迎人的祖魯族師姊；菩薩雲來集，這些黑皮膚師姊身上的藍天白雲在火紅的日照下，是何等的令人悸動與尊敬！一下車，大家熱情地彼此擁抱、相互介紹，興奮之情，不可名狀。

吉普車行駛在地廣人稀的彩虹國度，時而筆直平坦，時而黃土飛揚，從一早寒氣逼人的低氣溫，到近中午時分的炎熱高溫，溫度適應的考驗，不言而喻；「站」在車上的南非師姊們，以一貫的熱情歌聲和曼妙的肢體舞蹈，一路陪伴坎坷顛坡的路程，帶著我們深入窮鄉僻壤，加入他們例行探視關懷愛滋病患的行程。

隨後的社區發放，慈濟技術學院的娟秀老師也加入；見大家輕鬆地肩扛物資，顯然都是平日訓練有素，反觀自己，可得好好再加油。在發放前，師姊以祖魯語為照顧的家庭們分享證嚴上人的法、慈濟的故事，讓大家了解最近在世界各地發生的各種災難以及救援工作；為充分把握時間，師姊領著我們花三個多小時下鄉訪視無法前來的個案。再度回到發放會場，我注意到時間已近下午兩點，當地的志工玫玲師姊邀請我們到外頭坐在階梯上吃土司果腹，但是當地居民仍然聚精會神地聆聽分享；心想，他們用餐了嗎？進一步詢問，才知道原來很多人因為物資匱乏，習慣一天只用一餐。

過去從電視新聞或是平面媒體看到南非師姊們社區訪視的活動報導，總是覺得她們輕鬆又自在；自己參與其中，才深刻感受到，德本的社區照護工作不是如表相上的輕鬆；車每抵達一處，總需再徒步翻越山嶺、幾經跋涉，才能到達個案家中。但是，這些長得「肉肉」的祖魯族師姊，個個一身好功夫，可以在陡峭的山路上毫不費力地唱著慈濟的歌，跳著祖魯舞，輕鬆地向前行！

南非共有九個省，土地面積是臺灣的三十幾倍大，人口兩倍於臺灣，擁有全球百分之四十到六十的鑽石黃金的蘊藏量，但是，貧窮和傳染性疾病竟如恆河沙數，充斥於社區中。

根據世界衛生組織的統計分析，南非人的平均壽命只有四十九歲，愛滋病平均盛行率（十五至四十九歲）百分之二十四，而德本位在盛行率最高的省份（KwaZulu-Natal），盛行率高達百分之三十八，相較於臺灣的萬分之十二的盛行率，在邊陲地帶的慈濟志工菩薩任重道遠的社區關懷訪視，是數百倍於臺灣的「幸福」（註一）。南非政府二〇〇九年的官方資料也顯示失業率高達百分之二十三點五，這還是在戶政資料建立不齊全的基礎下的統計數據呢！許多祖魯族師姊面臨失業問題，但是，沒有人輕忽自身的力量，反而轉念想著，正好有更多時間與心力投入慈濟的慈善工作。可惜，目前欠缺醫護背景的志工。

《無量義經》有云：「靜寂清澄，志玄虛漠，守之不動，億百千劫。」很多祖魯族志工在物質上比病人還匱乏，但是，看見她們發大悲心、立大志願，花時間精力將大愛奉獻給罹病的社區民眾，縱然外在環境艱辛，志願也不動搖。上人說：「人生只要有智慧，就不怕路途坎坷，不論環境如何，都能輕安自在。」在邊陲地帶的南非師兄師姊們，在力行菩薩道上充分表露堅定的意念和恆持剎那的毅力，不正是在身體力行無量義經的精髓。

福從做中得歡喜！從這兩三天參與南非社區關懷的經驗中，再度讓人深刻體會，在臺灣資源豐富的我們，能為邊陲地帶的慈濟志工提供甚麼實質上的支持和協助？

經過討論，我們決定製作社區醫療與愛滋病照護的教學教材（註二），結合感控護理、輔助療法和社區護理等背景，送護理專業到南非，期望能對祖魯族師姊的社區照護有所幫助；更期待日後因緣再起，再到南非學習。

註一：慈濟志工不說「辛苦」，而是說「幸福」。

註二：五個月後，花蓮慈院護理部與大愛電視臺花蓮中心如約完成「居家訪視照護示範」影片的拍攝製作，並在二〇〇九年十二月一日「世界愛滋日」這天，親手將內含十七項常用護理技術的DVD，送給返臺參與「慈濟全球四合一幹部精進研習會」之南非慈濟志工。

健康促進英倫意外旅

大林慈濟醫院護理部副主任　廖慧燕

很榮幸有機會到英國曼徹斯特參加WHO舉辦的第十八屆健康促進醫院年會。我們醫院已經推行「健康促進」多年，也已經有五年參加國際年會的經驗，雖然自己有在協助執行，卻未積極嘗試把執行成效轉化成文字，每年都是用羨慕的眼光看優秀的同仁出國發表論文。這次是在林名男主任的大力推動及「催促」一下，才讓我把握機緣。

先前有去大陸發放賑災的經驗，所以這次抱著類似「跟團」心情，去英國報告，跟著慈濟團隊活動，然後回臺灣，因此準備的東西不多，誰知湊巧的當上了百年難得的氣候災民，讓我們在倫敦多留了五天，深入瞭解當地文化及風情。總之，這是一趟很難忘的旅程。

漫漫旅途　時差消失

二〇一〇年四月十三日出發。出發時雖然是一大早，但大家的臉上除了興奮之外，還夾雜著準備報告的緊張情緒。

整齊的隊伍總是吸引眾人的注目，在機場與其他院區、大愛臺同仁集合後，二十多個人就踏上了旅程，要去英國向大家報告我們在臺灣推動「健康促進醫院」的豐碩成果。

其實一趟這樣的旅程真的好遙遠，到旅館之後已經累得沒有時差的問題，可以直接「昏倒」在床上睡熟了。隔天先跟著曼徹斯特當地的師姊參觀，他們只有三個人，卻依然努力地在當地做慈善事，把功勞回歸臺灣。在師姊們熱情的導覽下，我們瞭解到曼徹斯特這個小鎮的歷史，並參觀了當地的美術館及足球場，我的腳力也等於接受了「特訓」。

到了晚上，就是「健康促進醫院」年會正式展開的時間了，由當地的兒童合唱團揭開序幕，美妙的歌聲讓我暫時忘記明天要報告的焦慮，也慢慢喚起曾經漂留在國外多年的我。接著的開場演講，主要是闡釋本次大會主題的方向——「找出健康不平等的原因和結果：醫療服務與健康促進醫院網絡的貢獻」（Tackling Causes and Consequences of Inequalities in Health：Contributions of Health Services and the HPH Network），幾個國家報告他們所做的貢獻及未來發展的方向。與會者來自全球二十三個國家，其中臺灣參與人數為第三多的國家。

今年大會共錄取兩百七十七篇論文，其中臺灣有六十八篇，占了四分之一，慈濟醫療志業體就佔了其中二十八篇，包括八篇口頭論文、六篇迷你口頭論文及十四篇海報論文，其中大林又占醫療志業體之冠。

大林老人照護成果　自我挑戰分享國際

四月十五日對我來說，是個很令人緊張的日子，雖然上臺演講也算「不計其數」，不過對著一群外國人報告已經是很久以前的事，抱著戰戰兢兢的心情準備自我挑戰。我是第一場報告的第一位，報告的主題是「在鄉下地區之健康促進醫院的日間照護中心對於照護需功能協助老人成效探討」（Day Care Center In Health Promoting Hospital for Healthy and Unhealthy Geriatric Elders in Rural Area），主要是要分享九C病房日間照護對於老人家及志工參與協助照顧之後的滿意度及成效。

報告時心情還算穩定，越報告越順，也就不再那麼害怕，不過等到有人發問時，才發現自己腦子一片空白，知道對方的問題，卻答不出來，幸好林名男主任及時為我解圍，雖到現在我還是覺得很丟臉，不過告訴自己記取教訓，下一次會更好，如果還有機會的話。

此行最緊張的時刻已經過去了，接下來就可以放心地幫忙其他人，也順便感受在國外的氣氛了。所以十六日主要工作就是協助其他同仁的報告，也到大愛感恩科技公司設攤處幫忙，自己全身穿著寶特瓶回收製作的衣褲及背心當起活廣告。記得當時一個泰國政府官員對於我們的環保成效很好奇，並且稱讚有加，不過他也問到：「佛教徒不是都是在靜坐靈修嗎？」我說：「不是！因為我們上人要我們佛法生活化，所以我們做環保也是在修行。」他聽完後認同地點點頭。

這兩天的年會，無論是口頭或者是海報，大家的報告都很順利，其中，林俊龍執行長的海報獲得首獎，簡守信院長的報告獲得最多的掌聲，總體的認知就是大家對於慈濟這個名字印象更深刻了。這二天是充實的、也讓我學習到很多，不單是學術方面，與人用不同的語言溝通也有進步。

百年難遇爆火山　接變化球遊倫敦

就在坐接駁公車往倫敦的路上，林主任接到航空公司的電話，告知因為火山爆發，火山灰影響到航線所以飛機停飛，何時才能回去成了未知數。坦白說，當初心情真的是五味雜陳，不知是該擔心還是喜悅？到了倫敦，依然有許多師兄姊熱情招呼，讓我們忘卻了無法立刻回臺灣的事實。

我們去參觀了大英博物館、白金漢宮、西敏寺、國會大廈、倫敦眼、大鵬鐘、倫敦塔橋……真的很美，隔天也去了溫莎堡，每個小時的遊行讓我感動，整齊畫一的隊伍，就像一張美麗的圖畫。下午在一個活動中心辦座談會，執行長及簡院長、臺北慈院趙有誠院長的精彩演講讓大家聽得欲罷不能，也獲得了很好的迴響。

英國真的就像大家所說的，是充滿藝術氣息的一個國家，果真名不虛傳。在大家因禍得福忙著遊玩的期間，執行長、院長及師兄師姊們正在為我們住的地方擔心，因為倫敦一下子擠太多無法離開的人，所以飯店幾乎是全滿。就在師兄師姊徹夜尋找之下，終於找到了歇腳之處，雖然可說是設施很不良的飯店，不過想一想能有地方住已經是很幸福了。

還在等候飛機復飛的消息，接下來的三天，我們同行的八個人被接到一對臺灣夫妻家暫住。印象最深的一件事是，當我們得知必須在英國再多留一天時，我負責開口取得這對夫妻的同意，並表明希望付費，男主人竟然說：「都是出外人何必這麼客氣？我們是不會收錢的。」心中充滿感謝。等待的期間，師兄師姊的招呼關懷都沒有斷過，陌生的倫敦也變得慢慢熟悉，每天買著一張非尖峰時段的地鐵票，靠著地鐵圖及一本旅遊書，四處欣賞倫敦的美。

當知道確定可以回來時，心情是喜悅的，也是依依不捨的。感謝醫院給我這個機會去外面見識，感謝一路幫我的主管們，此行也認識了其他院區的好夥伴。因為平日工作的本分事，而能推動醫院的健康促進，到英國報告，又因為火山的突然爆發滯留當地，轉換心情，而多感受了異國風情；這是一次意料之外的旅程，但是是一次絕佳的經驗，收穫非凡。

因為有愛，讓心更美

臺中慈濟醫院副院長　莊淑婷

從小在臺中讀書的我，自從護專畢業之後，獨自離開家庭北上至林口長庚醫院服務。當時選擇最具有挑戰性的心臟血管胸腔科服務，並擔任起照護病患的重擔，不斷吸收經驗新知，成長茁壯。一九九一年起擔任心臟血管胸腔外科護理長，一九九二年為一般內科加護病房護理長，隨後一九九六年投入中國醫藥大學醫療體系的發展，擔任督導一職，一九九九年晉升為副主任。

之後，對於林碧玉副總慈悲為懷、尊重護理專業及對醫療志業之犧牲奉獻，深受感動，尤其在接觸上人之後，更覺得自己渺小，經由許多波折，及同學的引薦，堅定我成為臺中慈院一份子的決心。上人曾說，「有緣，招手就來」，當初加入慈濟這個大家庭應該說是「因緣聚足」，緣分到了，擋都擋不住。

慈濟醫療體系的人文重點就是我們的宗旨「以人為本，尊重生命」，並將「慈悲喜捨」及「誠正信實」落實在護理工作上，關懷來到醫院的大德。如同上人說的：「我們應將佛法醫療化，佛法護理化。」這個理念說起來還是非常抽象，我舉例說明：當有一位病患無法獨自完成日常生活的活動，如刷牙、洗臉或洗澡這些基本需求的能力，非常需要護理人員幫他完成，那我們即使工作再忙碌，是否願意多花一點時間在他身上，幫他解決問題？

我們應該視病猶親，而不是將這些工作交給外包人員。除了生理上的需求，其心理的需求亦應該滿足。我們可以透過治療性人際關係的建立，瞭解問題，運用本院的資源，例如：社會服務室，陪伴病患走過人生中的幽谷，膚慰他們的心靈。又譬如，住院病患出院返家，我們可以運用電話訪問或家庭訪視的方式，定期追蹤其返家後自我照顧情形，瞭解其需求與家庭支持系統是否完整，適時提供相關服務，完成照顧的連續性，讓病患返家亦能安心的過每一天。這一整套的工作內容就是慈濟醫療體系中極為強調的，如何落實將是我們要學習及探索的。

其中我們舉辦非常多次的騎腳踏車往診，及社區健康諮詢活動，將慈濟醫療模式推展進入社區中，期望達到全民均健的目標。我們誠摯地希望能將大愛精神融入社會，讓大家知足、感恩，人生才能更幸福。

藉事練心，是藉著面對人事，讓自己磨練得更有耐心、毅力。

雖然接觸行政工作多年，對「護理」這個工作的熱忱依然沒有減低，因此擔任護理部主任時總是深入瞭解護理人員的需要與問題，予以適時的幫助，也認為需要用到的東西就應該爭取到，常以護理人員的角度思索每一件事，畢竟這樣的護理工作才有品質。現在擔任行政副院長，人員提出需求，我需要考量到全院的需求，瞭解現況，強化人員專業能力，持續性工作改善，從中找出一個平衡點，充分發揮各項資源的效能，提昇服務品質，達到雙贏的局面。心境的轉變非常大，也從中體會到當家者的困難。

另外在這過程中，面對的人、事、物更多，領導的層面也變得更寬廣，讓我學習到人與人相處之間，「理要直，氣要柔」的道理，讓我在待人處事方面能更圓融，更讓我學習到和不同角色的工作同仁之間達成默契的方法。

臺中慈院從無到有，從啟業至今，過程中總是蜿蜒曲折，非常感謝臺中慈院的所有同仁不分你我他，每人盡好自己的本份，互相幫忙，彼此就像一家人一樣。更要感謝所有護理部的主管，她們就像我的左右護法，總是願意陪我走過建院過程中的每一段。這段過程中亦讓我體會到建立一個家的辛苦，更讓我珍惜我們之間擁有的幸福。這麼多年走來，也是走得跌跌撞撞、波波折折，經過多次歷練，更加明白人生的路程確實需要經過不同的學習環境，新的角色讓自己的視野及對事務層面有了不同啟發。

持續不斷的勇氣與決心以達工作目標，使我獲得很寶貴的實務經驗，那是課堂上所學不到的，也是別人奪不走的經驗。

白衣大士菩薩心

付出換來心幸福，當初接任護理部主任一職，深切明白責任的重大，對於新的職務油然而生的使命感，對姐妹弟兄們有一個非常大的期許，就是希望將臺中慈院的護理推展為全國的護理典範。因此舉辦多場人文活動，護理人員常因應輪班的關係，對於參與慈濟人文活動，總是需要多番鼓勵才會參加。經過一次兩次的勸說，大家對參加活動充滿興趣，在活動中體會到「服務別人比被人服務有福」的道理，且法喜充滿，並覺得能夠運用一技之長，回饋社會大眾。相對地對自己期許亦會提高，達到自我滿足的層次。漸漸地，護理同仁們變得願意主動參加。上人常說：做就對了，這是我走了護理二十多年來的心得，進而印證在每位護理同仁身上。

我常常想：如果我能發揮一己之長，回饋社會大眾，有何不可？在什麼角色，就應該把那個角色扮演好。這是我非常強調的重點。

在臺中慈院一期建築營運已滿四年，第一院區新醫療大樓即將完成，希望臺中慈院越來越好，大家齊心合力，將這守護生命的磐石穩固起來。將臺中慈院當成自己的家，做到職志合一，希望大家在快樂中工作，也在工作中快樂。上人曾說：生活中處處皆可為道場，期望每位同仁在這個生活中的道場，行菩薩道。最後還是希望護理同仁能夠落實南丁格爾的精神，成為一位具有菩薩心腸的白衣大士。

守著山城小醫院

玉里慈濟醫院感控護理師　林靜雯

我在一九八六年畢業，除了懷孕生子在家待了七年，實實在在做了十八年的護士。對於玉里來說，我是標準的外來人口，而且出身繁華都會的臺北，出生、受教育、從青澀無知到獨當一面，大都會的臺北是我的家。

一九九七年，這樣的生活情況改變了！從臺北到花蓮，這裡少見店家開門營業，夜裡的霓虹燈雖仍會閃爍，街上還是少了摩肩擦踵的人群。往好處想，花蓮真是個實習道路駕駛的好地方。學會「放心的」開車，這是不是人生起變化的開端呢？從整齊街道的花蓮市區南下，路邊景緻轉變成大自然的山光水色，就這樣，二〇〇三年我來到玉里，一個坐落在縱谷的山城。

你無法想像玉里有多美！春天彩蝶穿梭在油菜花田，夏天的稻田綠油油一片，秋天會幻化成金黃的稻穗，冬天？好像只為孩童路過而已，因為可以領壓歲錢！這美好的一切還加上一座新落成的醫院，有著慈濟傳統標記，透著閃閃愛的光環，我所熱愛的玉里慈院！……可能很難想像，一個都市人，一個陌生的環境，怎能說是「熱愛」？不會很難適應這樣說甚麼沒甚麼的鄉下小鎮？

我所認識的護理，不是一直教導我們照顧「人」？南丁格爾女士終其一生也是照顧人。我是一個普通護士，曾經也迷信醫院品牌，迷信單位品牌，只是回頭看過去歲月，真正在生命中開啟智慧的火花有多少？你可能不會相信，但是確實在來到玉里後，才驚覺自己也是個有熱度的人。

分秒不空過　以加護病房的小護士為榮

玉里很小，全院區床位加起來可能還不到花蓮慈院一個病房區。自己最常說：麻雀雖小，五臟俱全。小小醫院還是有一般內科、外科、骨科、婦產科，哦，還有神經外科，當然少不了加護病房。全部護理人員大約四十五名，醫生大約九名。人員輪三班，醫生分值急診；教育訓練、醫療業務一樣不能少。護理同仁應該最能體會上人所說「分秒不空過」這句法語。在醫院雖屬加護病房，我負責的「轄區」很廣。早上缺門診先跟診，單位同仁輪休時卡人力，流感疫苗施打時清晨五點半就要集合出發，還負責各安養機構隨呼隨到，加護病房會客時間兼做社服人員，每週例行居家關懷是一定不能少，因為關懷戶會想念我們，夜間值護協助生產那是一定要的，手機隨身唯恐急診室呼叫大量傷患，就連洗澡時也要「頂著」，可能有單位需要尋找特別護士，這些處理告一段落，快去洗手切水果歡迎各地菩薩參訪帶來祝福……這樣有點像陀螺般的轉來轉去，一開始就停不下來。

其實我知道你想說——這麼忙……我也覺得這樣的工作量是我從前做

小護士的好多倍，可是不知道為甚麼，快樂的感受也是很多倍。不曉得有沒有實證護理研究過這中間的意義？我自己覺得是同仁及病人給我成長、給我感動，所以感受快樂。特別是加護病房的小護士們！啟業時全無臨床經驗，現在已經能獨當一面。還記得你們咬緊牙關接受學姊們的魔鬼訓練，含著淚說，我一定可以……這彷彿還是昨天的事。

在玉里付出的歲月　守護臺九線上的醫療燈塔

其實我也有最怕的事，那就是面臨護理同仁的離去。

我非常佩服玉里的護理同仁，也覺得你們是幸福的人，在玉里付出的歲月，不知道今生還有沒有下一次？我在四十歲才找到付出的成就與快樂，而你們這麼年輕就已經掌握。或許還不懂得品嘗，很多年輕剛畢業的新生，總是沒有停下腳步。記得在某篇報導中曾經提到綠島守燈塔的人，世代堅守守護燈塔的工作。一天二十四小時，一年三百六十五天，燈塔的燈不能熄滅。爸爸老了換兒子接棒，一家生活在燈塔裡。他的妻子和孩子還把燈塔周圍的環境美化，而他甚至主動介紹燈塔的種種，成為「燈塔達人」。我想他很快樂，知道快樂真正的涵義。

夜晚的臺九線，救護車響聲特別響亮。玉里慈院像一座小小燈塔，孤單矗立。過去在玉里，醫療院所醫護人員上的是八—五班，病人不能在晚上或者假日生病，因為沒有醫生、護士，沒有醫院治療；現在有玉里慈濟，就連清晨六點也有門診開放，如果不是堅持那一念初發的愛，怎麼還能繼續走下去？給我最多感動的護理同仁，我真的感覺你們是南丁格爾的化身，愛在你們的身上一直閃閃發亮！

我也期許自己成為燈塔守護者，守護這家由愛聚集而成的小小醫院。

護理專業的慈悲喜捨

慈濟技術學院進修推廣部主任、護理系前主任　彭少貞

每個人都無可避免生、老、病、死，所經歷每一階段都需要他人從旁予以協助、支持，護理人員即在社會需求發展下扮演專業照護的角色。隨著科學知識的成長，護理照護的重點從強調生理健康、純熟安全的技術，發展至重視包含靈性的整體性健康。不論個案的文化背景、社經地位為何，護理人員要以同理心提供身心靈照護，減輕其不適、促進其健康。探究佛教倡導的「慈、悲、喜、捨」之哲理與護理關懷的關聯性，可以理解宗教對人與人之間應存在的大愛本質，涵蓋了護理人員與個案之間的專業關係。

本校自一九八九年創校，以「慈、悲、喜、捨」做為校訓、培育護

理學生的目標，每一位護理教師都覺得其意義深遠而貼切，但也感到任重道遠。本系教師在檢視過程中，不斷地共同反思如何培育學生護理核心素養，如何將抽象的校訓精神落實，讓學生人文與專業能力並備。許多的醫院主管形容本系校友與其他畢業生比較起來，多了樸實、關愛、精進學習的特質。

一位在臺大醫院服務多年的校友這樣說：「護理人員很辛苦，有一些同事只是將賺來的錢拿去消費買精品，覺得這樣才能滿足，我則選擇盡量去學習其他專長或拓展興趣。」一位服務於精神科單位、在校時期曾抱怨PBL（問題導向學習）探討個案問題的校友說：「老師一定要繼續教學妹PBL，這太重要了。我在臨床上找資料與醫師討論，醫師都覺得我怎麼有這樣的能力！」獲得醫師與校友們這樣的回饋，讓我們覺得教學上的辛苦很值得、很幸福！

本系護理教師因擔任導師、上課、帶實習而與學生長期相處，陪伴學生在校內成長、畢業後仍扮演著諮詢輔導的角色，鼓勵校友繼續為護理工作付出。有些學生對護理的認識，則是從解剖生理學中貢獻大體的「無語良師」故事獲得啟發、有些是從參與志工服務的經驗獲得體認，大多數學生則從護理實習中有較深刻的體會，在實習過程中逐漸將所謂的無緣大慈、同體大悲內化。

培育護理人員的工作就像在種植一棵幼苗到成為大樹，我們最遺憾的是流失任何一位護生或護理人員。但畢竟臨床實務工作與實習是不同的，面對大小夜班的輪替、個案的健康問題及情緒變化、醫療團隊的評價、照顧家人的壓力，更重要的是：當面對自己的時候，如果沒有堅定的信念，往往開始質疑當初投入護理的熱情是否消失殆盡。在課堂上，我們邀請數位專科護理師、個案管理師來分享臨床實務與心得，與在職生體認護理角色多元性的成長，了解未來護理更有獨立功能的發展性；令人感動的是，在職生畢業的時候會對我們說：「老師您放心，我們這一群會堅持在護理臨床工作的！」

從生命的角度來看：護理職場是最好的道場了，護理工作中所接觸到的每一個人或他們的家庭，會因為護理人員的照護而有不同的生活品質；護理人員收穫的不是高薪，卻是豐碩的生命經驗，會持續在護理工作的，都是攝智慧而起喜心的啊！每一位護理學生、護理人員懷抱一顆甘願做、歡喜受的心，希望臺灣社會、臨床職場能真心尊重護理人員。

眼淚與心淚

花蓮慈濟醫學中心護理部副主任　鍾惠君

從以前唸護理系開始，為什麼「唸護理」和為什麼「當護士」這二個問題就會經常被問起，而這二個問題的答案也隨著不同的時間和場合有不同的回答。當自己聽著別人談論著不同的經歷時，心中的答案好像一樣，卻又模糊得無法定位，直到遇見一雙清澈的眼眸引領，才一掃陰霾，明心見志。

十多年前在一次殊勝的因緣中上臺分享，事前早已準備好講稿和反覆練習多次，大家分享經驗給我，只要以平常心和讓自己感動的心情說出來就好，緊張的情緒一直持續到上臺的那一刻，連拿著麥克風的手都還能感受到顫抖的聲音。其實早已不復記憶說了些什麼，唯一深刻的領受是，當說到身為護理人員卻在父親病危和臨終時的「不能」和「不捨」，淚眼遙望禮堂最後方上人昇座之處，慈悲的身影彷彿諦造了一切，堅毅的眼神竟是如此清澈定見，那一種膚慰心靈傷痛的力量至今仍無法忘懷。

剛進加護病房　掉眼淚是常事

從父親生病開始，排行老大的我就必須分擔家中的許多事，為了照顧父親和以後工作收入的考量，「唸護理系、畢業後當護士」便是理所當然的計畫。長輩們常說：「家裡有一位護士，生、老、病、死的事情遇到了，也不會像現在這樣，摸不著頭緒。」對於一個還沒拿到畢業證書，靠一張護士執照就去加護病房報到的新進護士而言，掉眼淚是每天的例行工作之一。可是怎麼也沒想到，當醫師宣告父親死亡後，長輩說：「不能哭，不然爸爸不好走，趕快念佛號。」雖然那時候的我已經是一個護士了，我一樣是摸不著頭緒，不懂爸爸怎麼走得那麼快，是不是這家醫院急救不力？不情願地看一眼電擊器的畫面，真的是一直線，一條天人永隔的界線，我的心也像斷了線的風箏，不知道要飄向何處。

轉眼間，常規的專業訓練和人事的磨練已經讓我不再輕易掉眼淚，尤其是在工作中，更要忍耐把眼淚吞下去，學習刻意的隱藏或附和。那一次的因緣，感恩上人開啟心靈之鑰，才能泣盡多年圍堵在心中翻騰的惡水，重新注入一股清流，從「心」再出發。

而回想起二〇〇三年SARS疫情蔓延時，全臺陷入前所未見的恐慌，尤其是醫療院所的院內感染問題，讓臨床第一線的醫護人員，成為民眾避之唯恐不及的的危險人物。花蓮雖然是後山，亦面臨同樣疫情的考驗，雖然醫療資源不及西岸的充裕，慈濟醫院毅然成為守護生命的磐石，擔負起防疫的重要任務。回想起這一段歷程，依然清晰鮮明，尤其是那一群守在隔離病房內的，和守在隔離病房外的醫療夥伴們，那種互相感恩關懷的感動；還有許許多多的慈濟人，用愛編織了嚴密的防疫網，用心守護著這一片受傷的大地和我們的病人！疫情總算是逐漸消退，生活也就一如往常地日復一日，只是每到秋冬之際，傳來一波又一波的疫情消息時，難免心情也隨之起伏，祈求不要再有這樣的劫難示現，我擔心自己不再有當時的勇氣……

進入隔離病房　讓大家不要哭

記得當時清空呼吸道隔離病房，決策收治疑似SARS病患時，可以想見臨床的護理人員需要多大的勇氣去面對不明的未來，但是他們沒有多想，也沒有太多時間可以想太多，就承擔了這項重任，兩天後，我便進入隔離病房和大家一起承擔，沒有太多的原因，只是需要這麼一個角色——讓大家不要哭。

護理同仁一邊滴著眼淚，一邊忙著設置隔離用品告訴我，其實她想一起參與這樣的疫情任務，但是她不能忍受以後再也見不到女兒的遺憾。在旁人眼中，護士照顧病人是一件天經地義的事，在護士的養成教育中，這也是件神聖的職業倫理；只是這次不一樣，下了班她們是不能回家的，更不一樣的是，已經有同業前輩是永遠回不了家！

這樣的焦慮在我套上塑膠袋（充當第一代隔離面罩，那時候的防護設備尚未齊全）時，那種不能自在呼吸的壓力，當下就能體會。為了不讓她繼續在單位哭，所以請她先回家去，由我來承擔她的業務，我告訴自己絕對不能在這個時候哭。還有一位輸送中心阿姨一邊吃蒜頭一邊掉眼淚，因為她看電視報導有一位跟她一樣工作的人已經受感染，可是她不做的話，沒有收入的生活也很困難，可能會哭得更嚴重。所以我教她怎麼做好她的工作，保護自己和別人不被感染，省下了蒜頭，也換來了更清新的空氣。我告訴她，同時也告訴自己別哭！也有病患的媽媽打電話進來關心孩子的情形，接電話的護士在說明的當下，也能體會到天下父母心，電話兩端的人因著相同的母愛，不禁也紅了眼眶！當時有些護士的孩子，還被學校拒絕讓他們上學，真是情何以堪！所以我告訴她，孩子聽到媽媽哭，也不會安心的度過這一段隔離期間，我們要用媽媽的愛心和菩薩的智慧，一起來愛天下人。

或許佛祖保佑，SARS疫情沒有在東部肆虐長久，自我管理期滿回家時，真的很感恩我孩子的褓母，沒有嫌棄、沒有計較地幫我照顧他們。那天晚上我夢見自己躺在病床上，身上接著氣管內管，動彈不得，外子抱著小女兒，牽著兒子站在床邊掉眼淚，一雙兒女則不停地呼喊媽媽醒來，驚醒之後早已淚流滿面。

回想那一段夢境，應該是心理壓抑許久，潛藏內心深處最驚恐的事實。看著孩子安詳可愛的睡臉，這麼平凡的幸福也有機會在一瞬間消失，雖然人生無常，要面臨無常的到來，卻是永遠放不下。孩子似乎也感應到媽媽斷續的哽咽啜泣聲，一雙小手輕輕地擦掉我臉上的淚水，童稚的聲音說：「媽咪乖乖，不要哭喔，我在這裡陪你！」我只想好好地抱著她，擁著這樣的真切感受，才能平撫那一種夢境般未知的恐懼及壓力。

「親愛的孩子，雖然媽媽是護士，照顧病人是護士的天職，但是如果讓媽咪重新再選擇，我不知道是否還有那樣的勇氣去面對那些不知名的恐懼，或者是可以堅強地陪著大家不要哭，尤其媽咪是這麼深愛著你們！

所以，親愛的孩子，我們要跟著師公上人的腳步，祈求天下無災無難，珍惜相處的每分每秒，如果真有那麼一天，這份『愛』就是我們最大的力量，我們要付出愛，讓所有的媽咪都不要再哭了！」

志為護理，守護的是一份發自內心的小愛，順理而成的人間大愛，也許力量有限，但我願在每一天的護理工作中，把每一位病患都當成是自己的親人般看待，生老病死雖為人生自然法則，但希望能讓每個人輕安自在，即便是面臨生命的落幕，也能莊嚴安詳。

後記

傳承愛的專業　時時樂活護理

花蓮慈濟醫學中心護理部主任　章淑娟

慈濟醫療志業二十五周年了，個人為慈濟護理投入也近二十年；見證慈濟醫院從花蓮到現在總共六家院區，不僅守護偏遠也坐鎮都會邊緣，近三千多位慈濟護理人兢兢業業地恪守崗位，發揮良能，專心當下，一步一腳印的踏實去做，在時間的流動中，締造一頁頁動人的護病溫馨。

《樂活護理人》這本書於慈濟醫療二十五周年慶之前出版，正代表著慈濟護理特質的永續發展方向，無論是生理的、心理的、科學的和倫理道德的素質，都應該有著樂活的態度。但在一片撻伐血汗醫院的輿論中，如何堅定心志繼續走在護理路上，的確是一大挑戰。《無量義經》經文：

「靜寂清澄，志玄虛漠，守之不動，億百千劫。」對於堅持服務病患志向的護理人來說，是莫大的鼓舞。

醫療荒原覓護理悲心

回憶一九八六年，佛教慈濟綜合醫院剛啟業時的花蓮，北迴鐵路雖已通車，但要聘任醫療人員真是困境重重難突破。啟業初期幸與臺大醫院簽署建教合作，才略為緩解欠缺醫護的窘境。第一位護理科主任是臺大護理督導曾幸玉，臺大醫院開刀房溫舜華護士長於十月一日報到，一九八七年二月，由廖玉枝督導代理主任，至啟業周年，溫護士長晉升為護理科主任，為尚不穩定的護理科奠下基礎。

一九八八年花蓮慈院接受教學醫院及準區域醫院的評鑑。一九八九年衛生署建立全臺灣的醫療網，將花蓮地區劃歸臺大醫院負責，感恩護理教育訓練得以獲得實質的協助與提昇。

一九九二年，啟業近六年的花蓮慈院，護理同仁約莫五百人，要承擔五百床的照護責任，護理科主管有七位，在人事行政、病人照護方面打穩地基。同年，個人隨著夫婿調職花蓮，並與慈濟醫院結緣，感恩證嚴上人與主管一路栽培，從督導到副主任，晉升至主任；鼓勵我出國進修博士班，二〇〇三年學成返國，並續任護理部主任迄今。

一、教學討論會

第一個里程碑是建立教學討論會之制度，此教學訓練制度沿襲至今。早年臺北榮總的邱艷芬督導每個月前來指導臨床護理，建立「病房個案教學討論會」（Teaching Round），護理主管們每天到各單位去巡病房，聽取第一線報告，遇到照護困難或心理障礙，立即針對問題回應，給予建議，強化同仁的臨床能力與信心，這樣的制度傳承至今不但有教學的成效，也拉近主管和護理同仁的距離。

二、護理專業成長

其二，建立因應臨床之在職教育。最早完備的是依臨床需要設計「糖尿病友的護理照護課程」，並成立糖尿病友成長團體，申請並通過衛生署研究計畫審核。隨著癌症病人越來越多，一九九三年成立「東部腫瘤護理人員成長團體」，不限院內亦開放給東部所有護理人員參與，提昇東部護理繼續教育品質。

三、重症照護訓練　守護生命

其三，啟業後，由於重症加護病房（ICU）的醫師數不足，護理師的工作負荷非常重，且無完整專業訓練，只能北送臺大醫院接受訓練，返院後再協助教導新人。而花東地區重症病人的照顧又相形重要，一九九二年花蓮縣護理師護士公會學術組邀請我規劃重症護理訓練，運用東部醫療網的經費，結合慈濟和門諾醫院舉辦第一期加護護理（ICU）訓練班，東部重症護理漸形專業。也因應住院醫師的不足，亦於一九九三年十月，設置外科病房專科護理師七名，與醫師共同提供醫療服務。

四、居家護理到出院準備計畫

其四，一九九〇年公衛室成立，推展居家訪視及社區衛教活動。現任慈濟大學護理學系主任與花蓮慈院護理部副主任的賴惠玲，時任公衛室護理長，常騎著摩托車在花蓮縣大街小巷穿梭，到病人府上提供居家照護，深入地緣遼闊。一九九三年起推動「居家護理試辦計畫」，協助花蓮十三鄉鎮市衛生所地段護士到院見習，蘭嶼護士亦長途跋涉前來，學成後成立各衛生所之居家護理所，此外還下鄉輔導偏遠地區的公衛護士。一九九四年推動「出院準備服務計畫」，將需要繼續照顧的病人轉介各衛生所的居家護理師，協助幅員狹長的花蓮病患得到後續照護。而今居家護理已納入全民健保給付，出院準備服務也成為醫院評鑑的要項。更重要的是，將對病人的關懷從醫院延伸到社區，現有病友聯誼會、居家往診，及社區據點關懷服務等。

五、護理行政訓練班

花蓮慈院護理的流動率，從一開始就居高不下，許多同仁工作滿一年就離開，能待到第二年就變成資深學姊。因為平均年齡很輕，加上行政責任壓力太大，根本沒人願意承擔護理長職位，而護理長管理一個病房，領導護理人員提供人性化專業護理服務，角色相當重要。一九九二年起，院方開辦小組長訓練課程，邀請當時臺大醫院護理部陳月枝督導，也是後來臺大護理系教授兼臺大醫院護理部主任與臺灣護理學會理事長，每週蒞臨協助開設護理領導與管理課程，以小組組隊方式進行品質改善計畫，首辦東部地區的護理行政訓練班。爾後，護理人員不再懼怕擔任護理長，由主任萬般請託擔任的制度發展為個人自我推薦遴選護理長制度，每位主管都是發心立願為護理人員服務。

六、人文培育從心起

早期的護理新人教育訓練課程是在靜思精舍舉辦。兩天一夜住在慈濟人的心靈故鄉，有如「打佛七」禪修，新進護理同仁既學專業也學修心，慈濟護理的人文滋養，「菩薩心，隨處現，聞聲救苦我最先」的護理使命，從此生根發芽，日漸茁壯。因新進人數漸多，且四大志業共同舉辦，「人文營」轉而在花蓮靜思堂舉辦，不但有精舍師父的愛心教導，更有慈濟志工日夜照顧陪伴，幸福指數遞增未減。加上護理完善的到職訓練，培育了護理人員專業且人文的基礎臨床能力。現在更與政府的兩年期醫事人員訓練計畫結合，為護理臨床專業能力打下基礎。

進階制度底定　次專科漸完整

一九九四年十二月，衛生署推動「護理人員進階制度」，花蓮慈濟醫院加入第一批試辦計畫，開辦N1到N2的訓練課程之後，護理專業隨著不斷培育護理人才持續發展，從二十年前我到花蓮來，當時只有我和朱秀珠督導分別為大學和碩士畢業的護理人員，到現在全部護理已經是學士、碩士雲集，甚至有博士學位，臨床護理教育訓練的完整藍圖也逐漸發展。

護理專業的次專科在花蓮慈院成立屆滿十周年之際，逐步建構完整。一九九六年，感恩臺灣傷口照護先驅——陳筱蓉女士自我推薦，成為慈濟第一位傷造口護理師，訓練各單位傷口造口護理種子教師。同年四月，花蓮慈院成立傷口腸造口治療室，一路成長迄今，現在，花蓮慈院傷口造口護理已具研發能力。

值得一提的是，一九九五年八月，慈濟聘用了第一位男性護理師——涂炳旭，現任急診副護理長，累積豐富急診及災難護理經驗與專業的他，為東區緊急救難中心的重要成員，亦是國內少有的災難護理講師。而「男」丁格爾之多，亦為花蓮慈院護理部的特色之一。

資源共享　建立模式

而因應電子化時代來臨，為改善病人安全照護品質，一九九六年十月起，護理部規劃護囑資訊化系統，一九九八年九月正式上線。

一九九九年玉里慈院啟業、二〇〇〇年關山慈院與大林慈院相繼成立，皆由花蓮慈院護理部協助籌劃，並承襲花蓮護理照護之精神理念、行政制度、教育訓練、護囑系統等。慈濟護理逐步建立起表單系統，以及ISO標準作業流程等，整套作業模式先複製到各院區，再依地方需求調整，即可上線。

二〇〇五年臺北慈院、二〇〇七年臺中慈院啟業時，護理作業模式的移植與微調更加完備。各院區整合開發試用各護理系統，資源共享，降低研發人力成本。六院護理資源樂於分享、彼此支援，如護囑資訊系統，以及正在推動的護理行動工作車，皆由六院共同討論後定案。此外，如校園人才招募、護理教學等，也都是集中資源，因應地緣來配合作業。

招募不易 育才成林

為了東部招募不易，亦為培育護理人才。一九八九年，證嚴上人成立慈濟護專（現名「慈濟技術學院」），先招收二專部學生，隔年起招收五專部學生。慈濟護專更自一九九六年起開設原住民公費專班，幫助原住民弱勢少女培育就業長才，原住民學生不但不用負擔學雜費、住宿費、餐費、制服書本費，每個月還有小額零用金可運用。

六家慈院現職的資深護理人，許多都是慈濟護專二專部第一屆畢業生。當時二專部其實幾乎都是有護理執照又有工作經驗的護理人來進修，他們到醫院來實習時，可以直接照顧病人，等於為醫院注入了優質的護理人力，這算是護理人力極度缺乏時期的一個趣聞。

對於護理師資與人力培育，早期溫舜華主任等護理主管出力良多。為了要讓醫院護理同仁有能力能夠帶領實習護生，並因應慈濟護專剛起步時缺乏師資的困境，一九九四年八月花蓮慈院設立「臨床教師制度」，由護專老師前來訓練同仁教學能力，擔負起臨床教學的責任；同時也增進輔導新進人員，提供繼續教育課程的能力。

專業人文　雙軌並行

一九九一年八月，《慈濟護理雜誌》在慈濟大學徐南麗教授的領導下創刊，鼓勵研究論文發表；一九九六年更名為《志為護理——慈濟護理人文與科學》，前半部以圖文呈現慈濟護理人文風貌；原有專業科學論文接續於後。

而國際慈濟人醫會(TIMA)每年在中秋節回到花蓮舉辦的年會，近幾年也開始舉辦慈濟護理國際討論會，不論是賑災義診或專業知識，都能和全球的護理夥伴研擬精進，這也是慈濟護理國際化的特色展現。

慈濟護理人將環保的觀念融入工作中，醫材廢棄物分類、二手紙回收再利用，到現在各院區都努力提出環保回收創意或具體作法，落實於臨床。

打造正向執業環境

在臨床領域特要別感謝全球慈濟志工作伴相助，慈誠懿德爸媽陪伴照顧護理同仁，親如一家的互動關心，讓膚慰病苦眾生的白衣大士，亦有可以傾訴依靠的肩膀。期待慈濟的護理工作環境能夠成為最佳的正向執業環境，各階主管以身作則、熱誠互動，營造溫馨大家庭的氣氛。

走入病人和家屬的生命是護理工作最貼切的寫照，唯有以病為師，提升專業能力，尊重感恩每一刻的生命交會，才能活出護理的價值，祝福每位護理人都能傳承愛的專業，時時樂活護理。

國家圖書館出版品預行編目資料

樂活護理人：慈濟護理人文二十五年/慈濟醫療志業護理同仁著.—
初版 — 臺北市：經典雜誌，慈濟傳播人文志業基金會，2011.8
240面；15*21公分
ISBN：978-986-6292-10-1（平裝）

855　　100012677

樂活護理人——慈濟護理人文二十五年

作　　者／慈濟醫療志業護理同仁
發 行 人／王端正
總 編 輯／王志宏
叢書編輯／朱致賢
責任編輯／曾慶方
特約編輯／陳美玲
文字編輯／黃秋惠
美術指導／邱金俊
美術編輯／黃昭寧
校　　對／何瑞昭（志工）
感恩《志為護理——慈濟護理人文與科學》雙月刊編輯群、慈濟基金會醫療志業發展處人文傳播室協助
出 版 者／經典雜誌
　　　　　財團法人慈濟傳播人文志業基金會
地　　址／台北市北投區立德路2號
電　　話／02-28989991
劃撥帳號／19924552
戶　　名／經典雜誌
製版印刷／禹利電子分色有限公司
經 銷 商／聯合發行股份有限公司
地　　址／新北市新店區寶橋路235巷6弄6號2樓
電　　話／02-29178022
出版日期／2011年8月初版
定　　價／新台幣250元

ISBN 978-986-6292-10-1（平裝）
Printed in Taiwan